Urgences
Réanimation
Transfusion

Chez le même éditeur

Dans la même collection

Cardiologie, par Laurent SABBAH 2007, 208 pages.

Endocrinologie-diabétologie, par V. MINK. 2007, 108 pages.

Gynécologie – obstétrique, par F. LAMAZOU et S. SALAMA. 2007, 216 pages.

Pédiatrie – pédopsychiatrie, par I. LIM et M. SCHIFF. 2007, 144 pages.

Pneumologie, par B. PLANQUETTE. 2007, 160 pages.

Psychiatrie, par I. LIM. 2007, 144 pages.

Rhumatologie, par M.-A. ROUSSEAU. 2007, 208 pages.

Dans la collection «évaluation en IFSI»

S'entraîner en cardiologie, par A. MAGE. 2006, 96 pages.

S'entraîner en endocrinologie – diabétologie, par B. MAYNAUD-CHARPENTIER. 2006, 96 pages.

S'entraîner en gastro-entérologie, par M. TENET. 2006, 96 pages.

S'entraîner en psychiatrie, par M. TENET. 2006, 96 pages.

S'entraîner en urgences – réanimation – transfusion, par C. SIÉBERT, H. PIQUET. 2006, 112 pages.

Autres ouvrages

Dictionnaire médical de l'infirmière, par J. QUEVAUVILLIERS, L. PERLEMUTER et G. PERLEMUTER. 2005, 7e édition, 1184 pages.

Fiches de soins infirmiers, par P. HALLOUËT. 2006, 2e édition, 664 pages.

Guide pratique de l'infirmière, par L. PERLEMUTER et G. PERLEMUTER. 2006, 1552 pages.

mémo INFIRMIER

Urgences Réanimation Transfusion

Aurès Chaib
chef de clinique,
service des soins intensifs cardiologiques,
hôpital européen Georges Pompidou,
Paris

Collection dirigée par Laurent Sabbah

ELSEVIER
MASSON

62, rue Camille-Desmoulins, 92442 Issy-les-Moulineaux cedex
www.elsevier.fr et www.masson.fr

ISBN : 978-2-294-70065-1

Table des matières

3 Examens ou techniques spécifiques

4 Médicaments et transfusion

Abréviations utilisées

ADH	hormone antidiurétique
Ag	antigène
BAVU	ballon autogonflant à valve unidirectionnelle
BPCO	broncho-pneumopathie chronique obstructive
BU	bandelette urinaire
CEE	choc électrique externe
CG	concentré globulaire
CGR	concentré de globules rouges
CIVD	coagulation intravasculaire disséminée
CO	monoxyde de carbone
CP	concentré plaquettaire
CPU	contrôle prétransfusionnel ultime
CRP	C-réactive protéine
DDAVP	1-désamino-8-D-arginine vasopressine
DSA	défibrillateur semi-automatique
ECBU	examen cytobactériologique urinaire
ECG	électrocardiogramme
FA	fibrillation auriculaire
FAN	facteur atrial natriurétique
FC	fréquence cardiaque
FIO_2	fraction inspirée en oxygène
FR	fréquence respiratoire
FV	fibrillation ventriculaire
GR	globules rouges
HLA	*Human Leucocyte Antigen*
IDE	infirmier(ère) diplômé(e) d'État
IM	intramusculaire
IV	intraveineux(se)
IVD	intraveineuse directe
MCE	massage cardiaque externe
NFS	numération formule sanguine
PA	pression artérielle
PaO_2	pression partielle du sang artériel en O_2
pCO_2	pression partielle du sang artériel en CO_2
PEEP	pression expiratoire positive
PFC	plasma frais congelé
RAI	recherche des agglutinines irrégulières
RCP	réanimation cardio-pulmonaire

Rh	Rhésus
SAO_2	saturation en oxygène
SpO_2	saturation pulpaire en oxygène
TCA	temps de céphaline activée
TOF	*train of four*
TP	temps de prothrombine
TV	tachycardie ventriculaire
VAS	voies aériennes supérieures

PARTIE 1

Anatomie Physiologie

Équilibre hydroélectrolytique

L'eau

L'eau est le principal composant de l'organisme, elle représente 50 à 75 % du poids corporel.
La teneur en eau de l'organisme est plus importante chez le nourrisson (70 à 75 %) que chez l'adulte, plus importante chez le jeune que chez le vieux.
L'eau est répartie en deux compartiments séparés par la membrane cellulaire :

- Le secteur cellulaire : représente 60 % de l'eau totale;
- le secteur extracellulaire : représente 40 % de l'eau totale.

Le secteur extracellulaire est lui-même divisé en deux compartiments :

- le secteur vasculaire : représente 1/3 du secteur extracellulaire, soit environ 10 % de l'eau totale;
- le secteur interstitiel : représente 2/3 du secteur extracellulaire, soit environ 30 % de l'eau totale.

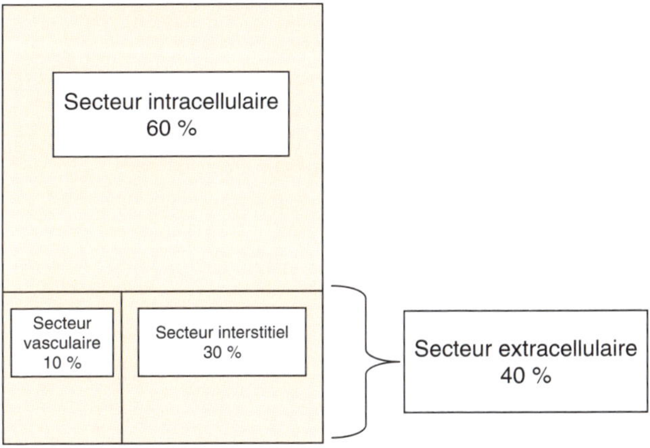

Bilan des entrées/sorties

Entrées

Apports endogènes (métabolisme des lipides, glucides, protides) : 250 à 500 mL/jour.
Apports exogènes : eau de boisson et eau des aliments : 1 à 3 L/jour.

Sorties

Extrarénales (pertes cutanées et respiratoires) : environ 500 mL/jour.
Rénales : seules sorties régulées pour maintenir le bilan entrée/sortie nul.

Régulation des entrées/sorties

Régulation des entrées : assurée par la sensation de soif.
Régulation des sorties urinaires : par le biais de l'hormone antidiurétique (ADH) qui diminue la diurèse en provoquant la réabsorption de l'eau.

Le sodium

Le sodium (Na^+) est le principal cation du secteur extracellulaire, où sa concentration est comprise entre 138 et 142 mmol/L.
Le sodium de l'organisme se répartit ainsi :
- sodium extracellulaire : 60 %;
- sodium intracellulaire : 5 %;
- sodium osseux : 35 % (ne participe pas aux échanges).

Régulation du bilan du sodium

L'aldostérone : cette hormone permet de réabsorber le sodium et de favoriser l'excrétion urinaire de potassium et d'ions H^+.
Le facteur atrial natriurétique (FAN) : ce facteur a une action inverse en inhibant la réabsorption rénale du sodium.

Équilibre acido-basique

Définition

Le pH représente la concentration en ions H^+ d'une solution.
Selon cette concentration en ions H^+, on peut dire d'une solution qu'elle est acide ou basique :

- solution acide : pH entre 0 et 7;
- solution basique : pH entre 7 et 14;
- solution neutre : pH = 7.

Le pH de l'organisme est légèrement alcalin avec une valeur qui est maintenue en permanence entre 7,38 et 7,42.
Une substance est dite acide lorsqu'elle est capable de délivrer des ions H^+. On parle d'acide fort lorsque cette substance libère la totalité de ses ions H^+, sinon on parle d'acide faible.
De même, une substance est dite basique lorsqu'elle est capable de capter des ions H^+. On parle de base forte lorsque cette substance est capable de se saturer en ions H^+, sinon on parle de base faible.
À l'état stable, la régulation de l'équilibre acide-base implique un équilibre entre la quantité de substance acide (ou alcaline) qui entre (ou qui est formée) et la quantité de substance acide (ou alcaline) qui est éliminée par l'organisme.
Schématiquement, l'équilibre acido-basique peut être décrit par cette équation :

$$pH = \alpha \times \frac{[HCO_3^-]}{pCO_2}$$

Où : α est un coefficient;
$[HCO_3^-]$ est la concentration du sang en bicarbonate (normale entre 23 et 25 mmol/L);
pCO_2 est la pression partielle du sang artériel en CO_2 (normale entre 38 et 42 mmHg).

Physiologie

Le métabolisme de l'organisme ainsi que les apports alimentaires fournissent en permanence des ions H^+.
Pour maintenir le pH stable entre 7,38 et 7,42, l'organisme doit éliminer ces ions H^+. Cette régulation est assurée grâce à deux systèmes :

- les systèmes dits « tampons »;
- l'excrétion des ions H^+ assurées par deux organes, le rein et le poumon.

Systèmes tampons

Pour atténuer les variations de pH, l'organisme utilise un système appelé « système tampon », qui est constitué d'un acide faible (Ha) et de sa base conjuguée (a^-).

Ce système permet de manière rapide de capter ou de libérer des ions H^+ pour « tamponner », c'est-à-dire atténuer les variations du pH selon l'équation suivante :

$a^- + H^+ \leftrightarrows Ha$

Le système tampon le plus important est le système bicarbonate/acide carbonique, où le bicarbonate est la base faible et l'acide carbonique est l'acide faible :

$HCO_3^- + H^+ \leftrightarrows CO_2 + H_2O$

NB : dans cette équation, la régulation du bicarbonate est réalisée au niveau du rein et celle du CO_2 au niveau du poumon.

Régulation du pH par le rein et le poumon

Régulation respiratoire du pH

Le CO_2 est éliminé au niveau pulmonaire.

L'hyperventilation entraîne une diminution de la pression partielle en CO_2 : le pH devient basique (ou alcalin).

L'hypoventilation entraîne une augmentation de la pression partielle en CO_2 : le pH devient acide.

Régulation rénale du pH

Le rein a la capacité d'éliminer les ions H^+ et d'éliminer ou de réabsorber les ions bicarbonates (HCO_3^-).

La mise en route du système de régulation est immédiate au niveau pulmonaire ; elle prend quelques jours à se mettre en place au niveau du rein.

PARTIE 2

Pathologies

1. Arrêt cardio-respiratoire (ACR)

Définition

L'arrêt cardio-circulatoire se définit comme l'interruption brutale de la circulation et de la ventilation, il constitue une urgence absolue.
Bien que survenant régulièrement dans les hôpitaux, la plupart des arrêts cardio-circulatoires sont extrahospitaliers. Trois à cinq minutes d'arrêt circulatoire suffisent à provoquer des lésions cérébrales irréversibles. La précocité de sa reconnaissance et le déclenchement de la chaîne de survie sont les garants essentiels du pronostic. Tout doit être fait pour optimiser l'enchaînement des secours.

Étiologies

Le plus souvent, l'arrêt cardiaque est secondaire à un trouble du rythme ventriculaire (tachycardie ventriculaire, fibrillation ventriculaire).
Plus rarement, il peut s'agir d'une asystolie, d'une bradycardie extrême, d'une dissociation électromécanique.
Les causes de ces troubles sont nombreuses, elles peuvent être cardiaques (infarctus, cardiopathie dilatée, cardiopathie hypertrophique…), pulmonaire (pneumothorax, embolie pulmonaire…), métabolique (hypo ou hyperkaliémie).

Diagnostic

Reconnaître un arrêt cardio-respiratoire

- Perte de connaissance complète et brutale.
- Absence de mouvement ventilatoire pendant 10 secondes.
- Pas de pouls fémoral (optionnel).
- Mydriase bilatérale (optionnel).

Définir le type d'arrêt cardiaque

Il faut poser les palettes du défibrillateur pour obtenir un tracé :
- FV ou TV ;
- asystolie ;
- rythme sans pouls (dissociation électromécanique).

Traitement

Alerter l'équipe et le réanimateur en cas d'ACR intra hospitalier, appel du SAMU en cas d'ACR extra hospitalier.
Penser à évoquer et à traiter une éventuelle cause curable : hypoxémie, hypovolémie, pneumothorax sous tension, tamponnade, hypothermie, hyperkaliémie, acidose, EP massive, IDM massif, intoxication médicamenteuse (tricycliques, inhibiteur calciques, bêtabloquant, digitaliques)...

Réanimation cardio-pulmonaire de base : urgence absolue

Conditionnement du patient

- Mettre le patient à plat sur le lit sur un plan dur.
- Déshabiller le patient.
- Malade scopé (au besoin ECG).
- Pose d'une voie d'abord de bon calibre (puis d'une 2ème voie dès que possible).

Chronologie de la prise en charge

1) Noter l'heure de l'arrêt cardiaque.
2) Libération des voies aériennes supérieures :
   - s'assurer visuellement et manuellement de la liberté des voies aériennes supérieures (exemple : ablation des prothèses dentaires) ;
   - canule de Guédel en place.
3) Alternance massage cardiaque externe (MCE) et ventilation au masque 15 compressions/2 insufflations et rythme du MCE à 100/min :
   - ventilation au masque (10–12 insufflations/min) ;
   - O_2 pur 12–15 l/min (FiO2 100 %) ;
   - insufflation lente (1,5–2 secondes) ;
   - expiration complète (3–4 secondes) ;
   - massage cardiaque externe : 15 compressions pour 2 insufflations, 100 compressions/min.
4) Se mettre en condition pour un CEE dès que possible.

La précocité de la défibrillation dans la FV et la TV conditionne le pronostic.

Traitement spécifique

Rappel : il s'agit d'une *urgence vitale.*

En cas de FV ou de TV

- CEE 200 joules ; si échec, répéter à 300 joules ; si échec, répéter à 360 joules.
- Adrénaline 1mg IVD, si échec de la voie périphérique adrénaline par voie intra-trachéale 1 mg/10 mL.

Si FV persistante :
- intubation orotrachéale par le réanimateur et adrénaline IVD 1 mg renouvelable toutes les 3 minutes ;
- poursuite de la réanimation et des CEE.

En cas de dissociation électromécanique

- Adrénaline IVD 1 mg renouvelable toutes les 3 min.
- Bicarbonate 84 ‰ 0.5 à 1 mmol/Kg si hyperkaliémie préexistante.
- Intubation si besoin.

En cas d'asystolie

- Adrénaline 1 mg IVD renouvelable toutes les minutes.
- Bicarbonate 0.5–1 meq/Kg si acidose préexistante ou si ACR > 15 min (discuté).
- Intubation si besoin.

Conduite à tenir IDE

Conditionnement du patient

- Mettre le patient à plat sur le lit sur un plan dur.
- Déshabiller le patient.
- Malade scopé (au besoin ECG).
- Pose d'une voie d'abord de bon calibre (puis d'une 2e voie dès que possible).

Prise en charge

Desceller le chariot d'urgence

Défibrillation avec DSA ou défibrillateur manuel

Préparation du défibrillateur semi-automatique

- Appliquer les électrodes sur la poitrine nue du patient, une en position sous-clavière droite, l'autre en position sous-axillaire gauche.
- Suivre les instructions de l'appareil : ne pas toucher le patient pendant l'analyse du tracé, choquer si l'appareil le propose, s'éloigner du patient si le choc est délivré.

Préparation du défibrillateur manuel

- Sélectionner l'énergie souhaitée (200, 300 ou 360 joules).
- Mettre en place les électrodes : une en position sous-clavière droite, l'autre en position sous-axillaire gauche.
- Charger (panneau avant ou palette).
- Isoler les personnels à distance du patient.

Prise en charge de l'arrêt respiratoire

- Ambu relié à l'O2 à 12 L/min (valve vérifiée, sans filtre).
- Canule de Guedel.
- Préparer le matériel d'intubation (voir fiche Intubation).
- Préparer le respirateur.
- Préparer le système d'aspiration.

▶

Conduite à tenir IDE

Préparation anticipée des drogues

- Indiquer les dilutions pour chaque drogue.
- Préparation de l'adrénaline (10 mg dans 10 ml de sérum phy (1mg/mL))
- Préparation de la Cordarone en IVD : Ampoule de 150 mg = 3 mL -> 2 ampoules dans une seringue de 10 ml. (rincer la tubulure et ne pas mélanger avec d'autres produits).
- Préparation du Bicarbonate : Bicarbonate molaire 84 ‰ flacon de 250 ml soit 1 mL = 1 mmol (purger la tubulure et ne pas mélanger à d'autres produits).

2. Choc cardiogénique

Définition et physiologie

État de choc lié à la perfusion insuffisante des tissus secondaire à une défaillance de la pompe cardiaque qui est alors incapable d'assurer un débit systémique suffisant.

Physiopathologie et mécanismes d'adaptation

La survenue de l'état de choc cardiogénique est le plus souvent liée à une altération de la fonction systolique du ventricule gauche, c'est-à-dire à une diminution de la force de contraction du muscle cardiaque.

Cette atteinte de la fonction systolique se traduit d'une part par la baisse du débit cardiaque et d'autre part par l'augmentation des pressions de remplissage.

Plus rarement, l'état de choc peut être lié à :

- une altération de la fonction diastolique (altération du remplissage du ventricule gauche) ;
- une augmentation de la post charge (la post charge représentant l'obstacle à l'éjection) observée notamment dans l'hypertension artérielle, le rétrécissement aortique, la cardiomyopathie obstructive.

Étiologies

Les étiologies sont nombreuses :

- les cardiopathies valvulaires ;
- les cardiopathies ischémiques ;
- l'hypertension artérielle ;
- les cardiopathies dilatées (pouvant être idiopathiques ou secondaires notamment à une myocardite, à une prise médicamenteuse, à une grossesse…) ;
- les cardiopathies hypertrophiques ;
- les cardiopathies restrictives (notamment dans le cadre d'une amylose ou d'une hémochromatose) ;
- les troubles du rythme ;
- les cardiopathies congénitales ;
- les insuffisances cardiaques à haut débit (grandes anémies, hyperthyroïdie, carence en vitamine B1, fistules artério-veineuses).

Diagnostic

Signes fonctionnels

La dyspnée est le symptôme principal de l'insuffisance cardiaque gauche.
Lors du choc cardiogénique, il existe un tableau de détresse respiratoire aiguë avec une toux mousseuse.

Examen clinique

Les signes liés au choc sont :
- la tachycardie ;
- l'hypotension artérielle avec une différentielle pincée ;
- les signes d'hypo perfusion périphérique : marbrure des genoux, pâleur cutanée ;
- une polypnée avec des râles crépitants fréquents à l'auscultation pulmonaire ;
- l'oligurie ;
- des troubles neurologiques allant de l'agitation jusqu'au coma et témoignant toujours de l'extrême gravité du choc.

Les signes liés à l'étiologie sont un souffle cardiaque, une douleur angineuse…

Examens complémentaires : en urgence

Le diagnostic du choc est un diagnostic clinique ; les examens complémentaires auront pour but de rechercher une étiologie et d'évaluer le retentissement du choc.
- Bilan biologique : un bilan biologique complet doit être réalisé en urgence et comportera NFS plaquettes, ionogramme sanguin, urée, créatinémie, hémostase (TP TCA), groupe sanguin, rhésus, RAI, gaz du sang, enzymes cardiaques (troponine, CPK). Le dosage du BNP (*brain natriuretic peptid*) n'a d'intérêt que si l'on a un doute sur l'origine cardiogénique du choc.
- ECG.
- Radiographie de thorax.
- Échographie cardiaque.
- Coronarographie en cas de pathologie ischémique.

Traitement

Traitement : urgence vitale

- Hospitalisation en urgence.
- Repos strict au lit. À jeun. Position demi assise.

- Pose de 2 voies veineuses périphériques de bon calibre.
- Scope : fréquence cardiaque, de la pression artérielle, de l'électrocardiogramme.

Traitement symptomatique

- Oxygénothérapie adaptée aux besoins (ventilation non invasive au masque voire intubation pour ventilation mécanique si besoin).
- Diurétiques intra veineux.
- Traitement par inotrope positif (dobutamine) pour améliorer la fonction systolique.

Traitement étiologique (médical ou chirurgical)

Conduite à tenir IDE

Accueil du patient

Recueil des observations participant à la bonne connaissance de la santé du patient (interrogatoire ciblé, recherche d'allergies, etc.)

Prise de constantes

Fréquence cardiaque (FC), fréquence respiratoire (FR), pressions artérielle (PA) aux deux bras, saturation en oxygène (SAO_2) en air ambiant.

Évaluer la tolérance de la douleur (échelle EVA)

Réalisation du bilan biologique selon prescription, ECG

Explication des examens complémentaires radiologiques

Installation du patient

- Repos strict au lit. Rassurer le patient. Patient à jeun. Position demi assise
- Mise en route d'une oxygénothérapie.
- Mise en route du monitoring cardiaque (Scope ECG, PA, SAO_2, FC, FR)
- Mise en place d'un dispositif de recueil des urines.
- Mise en place d'une voie d'abord périphérique.
- Réalisation d'un ECG

Mise en route du traitement médicamenteux

- Diurétiques intra veineux à faire en urgence.
- Mise en route du traitement par dobutamine sur une voie veineuse séparée.

Surveillance

- Diurèse.
- FC.
- Saturation.
- Pression artérielle.
- Fréquence respiratoire.

3. Choc septique

Définition

État de choc lié à l'invasion de l'organisme par des agents infectieux : bactéries, champignons, virus, parasites.

Physiopathologie et mécanismes d'adaptation

La physiopathologie du choc septique est complexe. Lors des états infectieux sévères, il existe une activation de deux grands systèmes :
- le système cellulaire, regroupant les macrophages, les leucocytes, les plaquettes, les cellules endothéliales, etc. ;
- le système humoral : complément, facteurs de coagulation, etc.

L'activation de ces systèmes est liée à l'invasion de l'organisme par l'agent infectieux. Cette activation entraîne la libération de nombreuses molécules (notamment les cytokines) qui sont responsables, pour une grande part, des manifestations observées lors du choc septique.

Schématiquement, on distingue :
- une défaillance circulatoire, liée à une augmentation de la perméabilité capillaire consécutive aux altérations cellulaires et de la microcirculation, entraînant une hypovolémie relative par vasodilatation ;
- une défaillance cardiaque, survenant dans un second temps, avec une altération de la fonction systolique du ventricule gauche.

Étiologies

Le choc septique est par définition lié à l'invasion de l'organisme par un agent infectieux. Ces agents infectieux pourront être des bactéries (le plus souvent), des virus, des champignons ou des parasites.

Il faudra être particulièrement attentif à la recherche d'une porte d'entrée qui conditionnera d'une part le choix de l'antibiotique, et d'autre part un éventuel geste associé (ablation de matériel, geste chirurgical, etc.).

Les principales portes d'entrées sont :
- pulmonaires ;
- digestives ;
- urinaires ;
- cutanées ;

- méningées;
- sur matériel (cathéter, sonde, *Port-a-cath*, etc.).

Dans près de 20 % des cas, aucune étiologie ne sera retrouvée.

Diagnostic

Examen clinique

Signes liés au choc septique

- Hyperthermie au-dessus de 38 °C ou hypothermie au-dessous de 36 °C.
- Tachycardie (fréquence cardiaque supérieure à 90/min).
- L'hypotension artérielle : témoignant d'abord de la défaillance circulatoire puis secondairement de la défaillance cardiaque.
- Les signes d'hypoperfusion périphérique : marbrure des genoux.
- Polypnée (fréquence respiratoire supérieure à 20/min).
- Oligurie.
- Troubles neurologiques : allant de l'agitation jusqu'au coma et témoignant toujours de l'extrême gravité du choc.
- Signes cutanés de gravité : purpura.

Signes liés à l'étiologie

- Pulmonaires : toux, crachats purulents.
- Digestives : douleurs abdominales, défense abdominale, etc.
- Urinaires : brûlures mictionnelles, polyurie, dysurie.
- Cutanées : recherche de lésions cutanées.
- Méningées : syndrome méningé avec raideur de nuque, céphalées, photophobie.
- Sur matériel : lymphangite, loge de port-a-cath inflammatoire, etc.

Examens complémentaires en urgence

Le diagnostic du choc est un diagnostic clinique, les examens complémentaires auront pour but de rechercher une étiologie et d'évaluer le retentissement du choc.

Bilan biologique complet réalisé en urgence : NFS plaquettes, ionogramme sanguin, urée, créatinémie, CRP, fibrinogène, gaz du sang, hémostase (TP, TCA), groupe sanguin, Rhésus, RAI.

Bilan bactériologique : BU + ECBU, hémocultures répétées notamment lors des pics fébriles, ponction lombaire au moindre doute, prélèvements de lésions cutanées, mise en culture des cathéters suspects.

Bilan radiologique (guidé selon le contexte étiologique) : radio de thorax, échographie abdominale notamment.

Traitement : urgence vitale

Hospitalisation en urgence

- Repos strict au lit. À jeun.
- Pose de deux voies veineuses périphériques de bon calibre.
- Scope : fréquence cardiaque, de la pression artérielle, de l'électrocardiogramme.
- Dispositif de recueil des urines.

Traitement symptomatique

- Remplissage par :
  - cristalloïdes (sérum physiologique, *Ringer lactate*) ;
  - colloïdes : macromolécules (*Plasmion*, *Voluven*, etc.).
- Drogues vasoactives si remplissage insuffisant : dopamine, noradrénaline ou adrénaline.

Traitement anti-infectieux

Il s'agira le plus souvent d'un traitement antibiotique à débuter en urgence (association de deux antibiotiques à large spectre) initialement empirique puis secondairement adapté aux prélèvements.
Il faudra y associer systématiquement l'exérèse d'un foyer infectieux (abcès, pleurésie, etc.) ou d'un matériel infecté (ablation d'un cathéter, d'une sonde urinaire, d'un *Port-a-cath*, etc.).

Conduite à tenir IDE

Accueil du patient

Recueil des observations participant à la bonne connaissance de la santé du patient (interrogatoire ciblé, recherche d'allergies, etc.).

Prise de constantes

Fréquence cardiaque (FC), fréquence respiratoire (FR), pression artérielle (PA), saturation en oxygène (SAO_2) en air ambiant.

Évaluer la tolérance de la douleur

Échelle EVA.

Réalisation du bilan

- Biologique selon prescription.
- Électrocardiogramme (ECG).

Explication des examens complémentaires radiologiques

Installation du patient

- Repos strict au lit. Rassurer le patient. Patient à jeun.
- Mise en route d'une oxygénothérapie.
- Mise en route du monitoring cardiaque : scope ECG, PA, SAO_2, FC, FR.
- Mise en place d'un dispositif de recueil des urines.
- Mise en place de deux voies d'abord périphérique.
- Réalisation d'un ECG.

Mise en route du traitement médicamenteux

La mise en route du traitement antibiotique après prescription est une urgence en cas de choc septique.

4. Choc hémorragique

Définition et physiologie

État de choc lié à la perfusion insuffisante des tissus en rapport avec une diminution de la masse sanguine circulante.
Cette perte de masse sanguine se traduit par une baisse de l'hémoglobine et donc par une baisse de l'apport d'oxygène aux tissus.

Épidémiologie

Le choc hémorragique est une des premières causes de mortalité en Europe chez les adultes jeunes (le plus souvent dans les suites d'un polytraumatisme).

Physiopathologie et mécanismes d'adaptation

La survenue de l'état de choc et sa gravité dépendent de plusieurs facteurs :
- la vitesse d'apparition de l'hémorragie;
- l'importance de l'hémorragie;
- l'efficacité des mécanismes de compensation.

Le plus souvent l'installation du choc se fait en deux temps.
Une première phase de choc compensé : les signes cliniques sont pauvres car les mécanismes de compensation sont efficaces.
Exemple : maintien de la pression artérielle par la vasoconstriction des vaisseaux liée à la stimulation du système nerveux autonome (stimulation sympathique).
Puis une phase de choc décompensé : la dette en oxygène est trop importante et les systèmes de compensation ne suffisent plus. Les signes de choc apparaissent et le pronostic vital est alors engagé.

Étiologies

Deux grands cadres étiologiques sont à distinguer selon le contexte de survenue du choc.

Dans un contexte traumatique

Traumatisme thoracique : hémothorax, hémopéricarde, rupture de l'isthme aortique.
Traumatisme abdominal : hémorragie intrapéritonéale (rupture de rate ou du foie), hémorragie rétropéritonéale (fracture du bassin, traumatisme rénal).

Traumatisme osseux : notamment les fractures du fémur.

Dans un contexte non traumatique

L'hémorragie digestive est la cause la plus fréquente :
- soit par vomissements sanglants (hématémèse) liés à une œsophagite, un ulcère, une rupture de varices œsophagiennes ou à une pathologie tumorale œsogastrique;
- soit par perte de sang dans les selles (méléna), dont les causes regroupent celles de l'hématémèse auxquelles s'ajoutent les pathologies du colon et du grêle (notamment les tumeurs du tube digestif et les pathologies inflammatoires du tube digestif comme la maladie de Crohn ou la rectocolite hémorragique).

Hémorragie d'origine gynécologique ou obstétricale comme la grossesse extra-utérine.
Hémorragie abdominale (rupture d'anévrisme de l'aorte abdominale).
Hémorragie d'origine médicamenteuse notamment sous anticoagulants.

Diagnostic

Examen clinique

Les signes liés au choc

- Tachycardie : témoin de la réponse du système nerveux à l'hypovolémie.
- L'hypotension artérielle : témoignant d'une perte de volume sanguin importante.
- Les signes d'hypoperfusion périphérique : marbrure des genoux, pâleur cutanée.
- Polypnée.
- Oligurie.
- Troubles neurologiques : allant de l'agitation jusqu'au coma et témoignant toujours de l'extrême gravité du choc.

Les signes liés à l'étiologie

Traumatisme, hémorragie digestive, etc.

Examens complémentaires

Le diagnostic du choc est un diagnostic clinique, les examens complémentaires auront pour but de rechercher une étiologie et d'évaluer le retentissement du choc.

Bilan biologique : essentiellement la mesure de l'hémoglobine qui permet de confirmer l'origine hémorragique du choc.
Un bilan biologique complet doit être réalisé en urgence : NFS plaquettes, ionogramme sanguin, urée, créatinémie, hémostase (TP, TCA), groupe sanguin, Rhésus, RAI.
Bilan radiologique en cas de contexte de traumatisme.
Bilan digestif en cas d'hémorragie digestive : fibroscopie œsogastroduodénale, coloscopie.

Traitement : urgence vitale

Hospitalisation en urgence

- Repos strict au lit. À jeun.
- Pose d'une voie veineuse périphérique de bon calibre.
- Scope : fréquence cardiaque, pression artérielle, électrocardiogramme.

Traitement symptomatique

- Remplissage par :
  - cristalloïdes (sérum physiologique, *Ringer lactate*) ;
  - colloïdes : macromolécules (*Plasmion*, *Voluven*, etc.).
- Transfusion de culots globulaires et si besoin de culots plaquettaires et de plasma frais congelé (PFC).

Traitement étiologique

Il peut être médical ou chirurgical.

Conduite à tenir IDE

Accueil du patient

Recueil des observations participant à la bonne connaissance de la santé du patient (interrogatoire ciblé, recherche d'allergies, etc.).

Prise de constantes

Fréquence cardiaque (FC), fréquence respiratoire (FR), pression artérielle (PA), saturation en oxygène (SAO_2) en air ambiant.

Évaluer la tolérance de la douleur

Échelle EVA.

Réalisation du bilan

- Biologique selon prescription.
- Électrocardiogramme (ECG).
- Réalisation du bilan prétransfusionnel en urgence.

Explication des examens complémentaires radiologiques

Installation du patient

- Repos strict au lit. Rassurer le patient. Patient à jeun.
- Mise en route d'une oxygénothérapie.
- Mise en route du monitoring cardiaque : scope ECG, PA, SAO_2, FC, FR.
- Mise en place d'un dispositif de recueil des urines si besoin.
- Mise en place d'une voie d'abord périphérique.
- Réalisation d'un ECG.

Mise en route du traitement médicamenteux

Transfusion *en urgence* selon prescription (cf. fiche n° 36 : Transfusion).

5. Choc anaphylactique

Définition

État de choc lié à une réaction d'hypersensibilité immédiate consécutive à l'exposition à un allergène chez un organisme déjà immunisé pour cet allergène.

Physiopathologie et étiologie

La physiopathologie du choc anaphylactique repose sur deux éléments essentiels : l'allergène et les anticorps de type immunoglobulines E (IgE).

L'allergène

On distingue différents types d'allergènes :
- alimentaires;
- médicamenteux (antibiotique, injection d'iode, etc.);
- piqûre d'hyménoptère (guêpe, frelon, abeille, etc.);
- pneumallergènes (pollens, graminées);
- microbiens ou parasitaires.

Les anticorps de type IgE

Ces anticorps sont spécifiques de l'allergène. L'exposition du sujet déjà immunisé à l'allergène déclenche la sécrétion d'anticorps IgE spécifiques de l'allergène. Ces anticorps vont déclencher une cascade immunologique impliquant de nombreuses cellules (mastocytes, polynucléaires basophiles, polynucléaires éosinophiles, monocytes et macrophages) et de nombreux médiateurs chimiques (prostaglandines, histamine, leucotriènes, etc.).

Les médiateurs ainsi libérés sont à l'origine des grands phénomènes observés dans le choc anaphylactique :
- vasodilatation généralisée réalisant une hypovolémie relative;
- bronchospasme;
- œdème généralisé avec risque d'asphyxie en cas d'œdème de Quincke.

Diagnostic

Examen clinique

Les signes liés au choc

- Hypotension artérielle liée à la vasoplégie.
- Tachycardie (fréquence cardiaque supérieure à 90/min).
- Les signes d'hypoperfusion périphérique : marbrure des genoux.
- Polypnée (fréquence respiratoire supérieure à 20/min), parfois associé à des sibilants en cas de bronchospasme.
- Oligurie.
- Troubles neurologiques : allant de l'agitation jusqu'au coma, et témoignant toujours de l'extrême gravité du choc.

Les signes liés à l'étiologie

Piqûre d'hyménoptère.

Examens complémentaires

Le diagnostic du choc est un diagnostic clinique, les examens complémentaires auront pour but d'évaluer le retentissement du choc et ne doivent en aucun cas retarder la prise en charge.
Bilan biologique complet réalisé *en urgence* : NFS plaquettes, ionogramme sanguin, urée, créatinémie, CRP, fibrinogène, gaz du sang, hémostase (TP, TCA).
Bilan radiologique : radio de thorax.

Traitement : urgence vitale

Hospitalisation en urgence

- Repos strict au lit. À jeun.
- Pose de deux voies veineuses périphériques de bon calibre.
- Scope : fréquence cardiaque, de la pression artérielle, de l'électrocardiogramme.
- Assurer la liberté des voies aériennes, oxygénothérapie.

Traitement étiologique

L'**adrénaline** est le traitement d'urgence.
Injection de 0,5 mg en SC ou en IM dès le diagnostic posé.
Puis relais par un traitement IV : 0,1 mg par 0,1 mg.

Traitement symptomatique

Remplissage par :
- cristalloïdes (sérum physiologique, *Ringer lactate*) ;
- colloïdes : macromolécules (*Plasmion*, *Voluven*, etc.).

Conduite à tenir IDE

Accueil du patient

Recueil des observations participant à la bonne connaissance de la santé du patient (interrogatoire ciblé, recherche d'allergies, etc.).

Prise de constantes

Fréquence cardiaque (FC), fréquence respiratoire (FR), pression artérielle (PA), saturation en oxygène (SAO_2) en air ambiant.

Évaluer la tolérance de la douleur

Échelle EVA.

Réalisation du bilan

- Bilan biologique selon prescription.
- Électrocardiogramme (ECG).

Explication des examens complémentaires radiologiques

Prise de médicaments

Évaluer la tolérance, l'efficacité et la bonne prise des médicaments.

Installation du patient

- Repos strict au lit. Rassurer le patient. Patient à jeun.
- Mise en route d'une oxygénothérapie.
- Mise en route du monitoring cardiaque : scope ECG, PA, SAO_2, FC, FR.
- Mise en place d'un dispositif de recueil des urines.
- Mise en place de deux voies d'abord périphérique.
- Réalisation d'un ECG.

Mise en route du traitement médicamenteux

La prescription de l'adrénaline est une *urgence absolue.*

6. Déshydratation extracellulaire

Définition

La déshydratation extracellulaire est la diminution du volume des liquides extracellulaires (volumes plasmatique et interstitiel) *en relation avec la diminution du contenu de l'organisme en sodium.* Cette déshydratation comporte une hypovolémie qui expose au risque de collapsus cardio-vasculaire.

Étiologies

Pertes hydrosodées extrarénales

Ce sont les plus fréquentes.
- Pertes digestives : vomissements, aspiration digestive, diarrhée, etc.
- Pertes cutanées : brûlures étendues.

Pertes hydrosodées rénales

- Maladies rénales (néphropathies, polykystose rénale).
- Traitement diurétique.

Diagnostic

Signes cliniques

- Pli cutané persistant.
- hypotonie des globes oculaires.
- hypotension, tachycardie voire collapsus avec signes de choc.
- perte de poids (pouvant être importante notamment chez les nourrissons).

Signes biologiques

- Pas de modification de la natrémie car la perte de sodium s'accompagne également de la perte d'eau.
- Hémoconcentration avec une augmentation de l'hématocrite et de la protidémie.
- Dans la majorité des cas, il existe une insuffisance rénale fonctionnelle avec oligurie.

Traitement

- Assurer une hydratation : faire boire le patient, perfusion de sérum physiologique voire de macromolécules.
- Traitement de la cause.

Conduite à tenir IDE

L'urgence de la prise en charge de la déshydratation dépend de sa gravité et de son étiologie.

Accueil du patient

Recueil des observations participant à la bonne connaissance de la santé du patient (interrogatoire ciblé, recherche d'allergies, etc.).

Prise de constantes

Fréquence cardiaque (FC), fréquence respiratoire (FR), pression artérielle (PA), saturation en oxygène (SAO_2) en air ambiant.

Évaluation de la tolérance

Importance de la recherche des signes cliniques de déshydratation. Surveillance de l'apparition de signes neurologiques ou de collapsus cardiovasculaire, signes de gravité.

Réalisation du bilan

- Bilan biologique selon prescription.
- Électrocardiogramme (ECG).

Installation du patient

En cas de signes de gravité

- Mise en place d'une voie d'abord périphérique.
- Transfert du patient en unité de réanimation.
- Mise en route du monitoring cardiaque : scope ECG, PA, SAO_2, FC, FR.

Mise en route du traitement médicamenteux

En urgence en cas de signes de gravité

- Traitement étiologique.
- Importance de la réhydratation *per os* en l'absence de signe de gravité.
- Réhydratation IV en cas de signes de gravité ou d'intolérance digestive.

Surveillance

Importance de la surveillance de la diurèse et de la surveillance du poids.

7. Déshydratation intracellulaire

Définition

La déshydratation intracellulaire est la conséquence de pertes hydriques pures (ou très hypotoniques) entraînant un mouvement d'eau du compartiment cellulaire vers le compartiment extracellulaire.

Étiologie

Pertes d'eau d'origine rénale

Diabète insipide par carence en hormone antidiurétique (ADH), hormone qui retient l'eau. Cette carence peut être idiopathique, ou secondaire à une lésion cérébrale ou fonctionnelle par arrêt brutal des boissons chez un potomane.
Diabète insipide néphrogénique par inefficacité de l'ADH sur le rein, d'origine familiale ou acquise (liée à une hypercalcémie ou suite à la prise de certains médicaments).

Pertes d'eau d'origine pulmonaire

Cette situation est observée notamment chez les patients ventilés artificiellement surtout en cas de fièvre.

Diagnostic

Signes cliniques

- Sécheresse des muqueuses (aspect de langue « rôtie »).
- Perte de poids.
- Fièvre.
- Polypnée.
- Troubles neurologiques : torpeur, coma, agitation voire convulsions, risque d'hématome sous-dural et de thrombose veineuse cérébrale.

Ces signes sont le plus souvent observés chez des patients incapables de satisfaire à la sensation de soif (nourrissons, grabataires, patients dans le coma).

Signes biologiques

- Le signe constant et nécessaire au diagnostic est l'hyperosmolarité plasmatique supérieure à 295 mOsm/Kg d'eau.
- Hypernatrémie supérieure à 145 mmol/L.

Traitement

Le traitement préventif est fondamental, en assurant des apports hydriques suffisants chez les sujets à risque (nourrissons, grabataires, patients dans le coma).
Le traitement de la déshydratation intracellulaire pure repose sur l'apport d'eau soit par voie entérale (*per os* ou par une sonde naso-grastrique), soit par voie parentérale (perfusion de soluté hypotonique comme du glucosé).
Chez les patients ayant un diabète insipide par carence en ADH, on administre de l'ADH en sous-cutané, ou de la DDAVP (équivalent) par voie nasale.
La correction de l'hyperosmolarité doit être lente (sur 48 h) pour éviter la survenue d'un œdème cérébral.

Conduite à tenir IDE

L'urgence de la prise en charge de la déshydratation dépend de sa gravité et de son étiologie.

Accueil du patient

Recueil des observations participant à la bonne connaissance de la santé du patient (interrogatoire ciblé, recherche d'allergies, etc.).

Prise de constantes

Fréquence cardiaque (FC), fréquence respiratoire (FR), pression artérielle (PA), saturation en oxygène (SAO_2) en air ambiant.

Évaluation de la tolérance

Importance de la recherche des signes cliniques de déshydratation. Surveillance de l'apparition de signes neurologiques ou de collapsus cardiovasculaire, signes de gravité.

Réalisation du bilan

- Bilan biologique selon prescription.
- Électrocardiogramme (ECG).

Installation du patient

En cas de signes de gravité

- Mise en place d'une voie d'abord périphérique.
- Transfert du patient en unité de réanimation.
- Mise en route du monitoring cardiaque : scope ECG, PA, SAO_2, FC, FR.

Mise en route du traitement médicamenteux

En urgence en cas de signes de gravité

- Traitement étiologique.
- Importance de la réhydratation *per os* en l'absence de signe de gravité.
- Réhydratation IV en cas de signes de gravité ou d'intolérance digestive.

Surveillance

Importance de la surveillance de la diurèse et de la surveillance du poids.

8. Hyponatrémie isolée ou hyperhydratation intracellulaire isolée

Définition

- L'hyponatrémie isolée correspond à une hyperhydratation intracellulaire isolée (compartiment extracellulaire normal).
- Natrémie inférieure à 135 mmol/L.
- Apparition de symptômes pour une natrémie inférieure à 130 mmol/L.

Étiologies

Principale cause : syndrome de Schwartz-Bartter, défini comme une sécrétion inappropriée d'ADH (hormone antidiurétique), observé le plus souvent lors de cancer pulmonaire (plus rarement lors de tumeurs du pancréas, de tumeurs ORL ou cérébrales).
Certaines endocrinopathies : hypothyroïdie, insuffisance surrénale, insuffisance hypophysaire.

Diagnostic

Signes cliniques

- Digestifs : nausées, vomissements, dégoût de l'eau.
- Neurologiques : torpeur, confusion, crampes, voire coma.

Signes biologiques

- Natrémie inférieure à 135 mmol/L.

Traitement

Restriction hydrique stricte : 300 à 400 mL/jour.

Conduite à tenir IDE

L'urgence de la prise en charge de l'hyponatrémie dépend de sa gravité et de son étiologie.

Accueil du patient

Recueil des observations participant à la bonne connaissance de la santé du patient (interrogatoire ciblé, recherche d'allergies, etc.).

Prise de constantes

Fréquence cardiaque (FC), fréquence respiratoire (FR), pression artérielle (PA), saturation en oxygène (SAO_2) en air ambiant, diurèse.

Évaluation de la tolérance

Importance de la recherche des signes neurologiques.

Réalisation du bilan

- Bilan biologique selon prescription.
- Électrocardiogramme (ECG).

Installation du patient

En cas de signes de gravité

- Mise en place d'une voie d'abord périphérique.
- Transfert du patient en unité de réanimation.
- Mise en route du monitoring cardiaque : scope ECG, PA, SAO_2, FC, FR.

Mise en route du traitement médicamenteux

En urgence en cas de signes de gravité

- Traitement étiologique.
- Importance de la quantification des apports hydriques garante de l'efficacité de la restriction hydrique.

9. Hyponatrémie associée à une hyperhydratation extracellulaire

Définition

Association d'une hyperhydratation intra- et extracellulaire.

Étiologies

- Cirrhose hépatique.
- Insuffisance cardiaque.
- Syndrome néphrotique.

Diagnostic

Signes cliniques

- Signes d'hyperhydratation intracellulaire (*cf.* fiche n° 8).
- Signes d'hyperhydratation extracellulaire : œdèmes périphériques, prise de poids.

Signes biologiques

- Signes d'hyperhydratation intracellulaire : hyponatrémie.
- Signes d'hyperhydratation extracellulaire : hémodilution avec notamment une hypoprotidémie avec hypoalbuminémie.

Traitement

- Restriction hydrique.
- Restriction sodée.
- Diurétiques, notamment diurétiques de l'anse.

Conduite à tenir IDE

L'urgence de la prise en charge de l'hyponatrémie dépend de sa gravité et de son étiologie.

Accueil du patient

Recueil des observations participant à la bonne connaissance de la santé du patient (interrogatoire ciblé, recherche d'allergies, etc.).

Prise de constantes

Fréquence cardiaque (FC), fréquence respiratoire (FR), pression artérielle (PA), saturation en oxygène (SAO_2) en air ambiant, diurèse.

Évaluation de la tolérance

Importance de la recherche des signes neurologiques.

Réalisation du bilan

- Bilan biologique selon prescription.
- Électrocardiogramme (ECG).

Installation du patient

En cas de signes de gravité

- Mise en place d'une voie d'abord périphérique.
- Transfert du patient en unité de réanimation.
- Mise en route du monitoring cardiaque : scope ECG, PA, SAO_2, FC, FR.

Mise en route du traitement médicamenteux

En urgence en cas de signes de gravité

- Traitement étiologique.
- Importance de la quantification des apports hydriques garante de l'efficacité de la restriction hydrique.

10. Hyponatrémie associée à une déshydratation extracellulaire

Définition

Association d'une hyperhydratation intracellulaire et d'une déshydratation extracellulaire.

Étiologies

Celles de la déshydratation extracellulaire.

Diagnostic

Signes cliniques

- Signes d'hyperhydratation intracellulaire (*cf.* fiche n° 8).
- Signes de déshydratation extracellulaire (*cf.* fiche n° 6, La déshydratation).

Signes biologiques

- Hyponatrémie.
- Hémoconcentration avec une augmentation de l'hématocrite et de la protidémie.
- Dans la majorité des cas, il existe une insuffisance rénale fonctionnelle avec oligurie.

Traitement

- Apport de sel *per os*.
- La restriction hydrique sera fonction de l'importance de l'hyponatrémie.
- En cas d'hyponatrémie sévère (< 115 mmol/L) : apport de NaCl hypertonique par voie veineuse.

Conduite à tenir IDE

L'urgence de la prise en charge de l'hyponatrémie dépend de sa gravité et de son étiologie.

Accueil du patient

Recueil des observations participant à la bonne connaissance de la santé du patient (interrogatoire ciblé, recherche d'allergies, etc.).

Prise de constantes

Fréquence cardiaque (FC), fréquence respiratoire (FR), pression artérielle (PA), saturation en oxygène (SAO_2) en air ambiant, diurèse.

Évaluation de la tolérance

Importance de la recherche des signes neurologiques.

Réalisation du bilan

- Bilan biologique selon prescription.
- Électrocardiogramme (ECG).

Installation du patient

En cas de signes de gravité

- Mise en place d'une voie d'abord périphérique.
- Transfert du patient en unité de réanimation.
- Mise en route du monitoring cardiaque : scope ECG, PA, SAO_2, FC, FR.

Mise en route du traitement médicamenteux

En urgence en cas de signes de gravité

- Traitement étiologique.
- Importance de la quantification des apports hydriques garante de l'efficacité de la restriction hydrique.

11. Acidose métabolique

Définition

L'acidose est définie par une baisse du pH à une valeur inférieure à 7,38.

$$pH = \alpha \times \frac{[HCO_3^-]}{pCO_2}$$

Comme le montre l'équation d'équilibre acido-basique, cette baisse peut être due soit à une baisse des bicarbonates ($[HCO_3^-]$), soit à une augmentation de la pCO_2.
On parle d'*acidose métabolique* quand la baisse du pH est liée à une baisse des bicarbonates.

Étiologies

Les étiologies des acidoses sont multiples. Schématiquement, on distingue :

- les acidoses liées à une charge en acide excessive :
  - d'origine exogène (intoxication à l'acide acétylsalicylique, intoxication à l'éthylène glycol, intoxication alcoolique),
  - ou d'origine endogène (acidocétose diabétique, acidose lactique) ;
- les acidoses liées à une perte intestinale de bases : diarrhées aiguës ;
- les acidoses par défaut d'excrétion rénale d'acide : insuffisance rénale, pathologie rénale (acidoses tubulaires dont les étiologies sont nombreuses).

Diagnostic

Signes cliniques

- Dyspnée profonde, lente (rythme de Kussmaul), correspondant à une hyperventilation compensatrice ayant pour but de faire baisser la pCO_2 pour compenser la baisse des bicarbonates.
- Troubles neurologiques en cas d'acidose profonde ($pH < 7,15$) pouvant aller jusqu'au coma.
- Troubles cardio-circulatoires en cas d'acidose profonde avec risque de collapsus.

Signes biologiques

Les gaz du sang sont l'examen de référence :

- pH < 7,38 ;
- [HCO_3^-] < 23 mmol/L : l'augmentation des bicarbonates est le mécanisme compensatoire de cette acidose. Elle intervient après quelques jours ;
- pCO_2 < 38 mmHg : la baisse de la pCO_2 est le mécanisme compensatoire de cette acidose. Elle intervient très rapidement.

Traitement

Le traitement est celui de la cause.

Il faudra bien s'assurer de contrôler la kaliémie (hypokaliémie souvent associée).

Dans les acidoses sévères, le recours à l'hémodialyse peut être nécessaire.

Conduite à tenir IDE

L'urgence de la prise en charge de l'acidose dépend de sa gravité et de son étiologie.

Accueil du patient

Recueil des observations participant à la bonne connaissance de la santé du patient (interrogatoire ciblé, recherche d'allergies, etc.).

Prise de constantes

Fréquence cardiaque (FC), fréquence respiratoire (FR), pression artérielle (PA), saturation en oxygène (SAO_2) en air ambiant, diurèse.

Évaluation de la tolérance

- Notamment surveillance neurologique avec recherche de signes de confusion, de torpeur ou d'agitation.
- Évaluation de la gravité de l'état respiratoire en cas d'acidose respiratoire (*cf.* fiche n° 22, Détresse respiratoire aiguë).

Réalisation du bilan

- Bilan biologique selon prescription, comportant obligatoirement les gaz du sang.
- Électrocardiogramme (ECG).

Installation du patient

En cas de signes de gravité

- Mise en place d'une voie d'abord périphérique.
- Transfert du patient en unité de réanimation.
- Mise en route du monitoring cardiaque : scope ECG, PA, SAO_2, FC, FR.

Mise en route du traitement médicamenteux

À démarrer en urgence en cas de signes de gravité.

Surveillance

12. Acidose respiratoire

Définition

L'acidose est définie par une baisse du pH à une valeur inférieure à 7,38.

$$pH = \alpha \times \frac{[HCO_3^-]}{pCO_2}$$

Comme le montre l'équation d'équilibre acido-basique, cette baisse peut être due soit à une baisse des bicarbonates ($[HCO_3^-]$), soit à une augmentation de la pCO_2.
On parle d'*acidose respiratoire* quand la baisse du pH est liée à une augmentation de la pCO_2.

Étiologies

L'acidose respiratoire est liée à l'augmentation de la pCO_2 en rapport avec une insuffisance respiratoire aiguë ou chronique.

Diagnostic

Signes cliniques

- Détresse respiratoire, qui est la cause de cette acidose.
- Les signes neurologiques : céphalées, confusion, somnolence pouvant aller jusqu'au coma, convulsions.

Signes biologiques

Les gaz du sang sont l'examen de référence :
- $pH < 7,38$;
- $[HCO_3^-] > 25$ mmol/L : l'augmentation des bicarbonates est le mécanisme compensatoire de cette acidose. Elle intervient après quelques jours ;
- $pCO_2 > 42$ mmHg.

Conduite à tenir et traitement

Le traitement est celui de l'insuffisance respiratoire.

Conduite à tenir IDE

L'urgence de la prise en charge de l'acidose dépend de sa gravité et de son étiologie.

Accueil du patient

Recueil des observations participant à la bonne connaissance de la santé du patient (interrogatoire ciblé, recherche d'allergies, etc.).

Prise de constantes

Fréquence cardiaque (FC), fréquence respiratoire (FR), pression artérielle (PA), saturation en oxygène (SAO_2) en air ambiant, diurèse.

Évaluation de la tolérance

- Notamment surveillance neurologique avec recherche de signes de confusion, de torpeur ou d'agitation.
- Évaluation de la gravité de l'état respiratoire en cas d'acidose respiratoire (*cf.* fiche n° 22, Détresse respiratoire aiguë).

Réalisation du bilan

- Bilan biologique selon prescription, comportant obligatoirement les gaz du sang.
- Électrocardiogramme (ECG).

Installation du patient

En cas de signes de gravité

- Mise en place d'une voie d'abord périphérique.
- Transfert du patient en unité de réanimation.
- Mise en route du monitoring cardiaque : scope ECG, PA, SAO_2, FC, FR.

Mise en route du traitement médicamenteux

À démarrer en urgence en cas de signes de gravité.

Surveillance

13. Alcalose métabolique

Définition

L'alcalose est définie par une élévation du pH à une valeur supérieure à 7,42.

$$pH = \alpha \times \frac{[HCO_3^-]}{pCO_2}$$

Comme le montre l'équation d'équilibre acido-basique, cette élévation peut être due soit à une augmentation des bicarbonates ($[HCO_3^-]$), soit à une baisse de la pCO_2.
On parle d'*alcalose métabolique* quand l'augmentation du pH est liée à une augmentation des bicarbonates.

Étiologies

L'alcalose métabolique peut être en rapport avec :
- soit une absorption excessive de bicarbonates (par exemple : certaines eaux minérales comme l'eau de Vichy);
- soit avec une perte excessive d'acides (H^+) :
  – soit d'origine digestive (vomissements importants, ou un dispositif d'aspiration gastrique),
  – soit d'origine urinaire (diurétiques).

Il existe très souvent une hypokaliémie associée à cette alcalose métabolique.

Diagnostic

Signes cliniques

La clinique est pauvre, les signes cliniques sont essentiellement liés à l'étiologie de l'alcalose.

Signes biologiques

Les gaz du sang sont l'examen de référence :
- $pH > 7,42$;
- $[HCO_3^-] > 25$ mmol/L;

- pCO_2 > 42 mmHg : l'augmentation de la pCO_2 est le mécanisme compensatoire de cette alcalose. Elle intervient très rapidement après l'élévation du pH.

Conduite à tenir et traitement

Le traitement de l'alcalose est celui de son étiologie.
Il est important de corriger une éventuelle hypokaliémie.

Conduite à tenir IDE

L'urgence de la prise en charge de l'alcalose dépend de sa gravité et de son étiologie.

Accueil du patient

Recueil des observations participant à la bonne connaissance de la santé du patient (interrogatoire ciblé, recherche d'allergies, etc.).

Prise de constantes

Fréquence cardiaque (FC), fréquence respiratoire (FR), pression artérielle (PA), saturation en oxygène (SAO_2) en air ambiant, diurèse.

Évaluation de la tolérance

Réalisation du bilan

- Bilan biologique selon prescription.
- Électrocardiogramme (ECG).

Installation du patient

En cas de signes de gravité

- Mise en place d'une voie d'abord périphérique.
- Transfert du patient en unité de réanimation.
- Mise en route du monitoring cardiaque : scope ECG, PA, SAO_2, FC, FR.

Mise en route du traitement médicamenteux

À démarrer en urgence en cas de signes de gravité

Surveillance

14. Alcalose respiratoire

Définition

L'alcalose est définie par une élévation du pH à une valeur supérieure à 7,42.

$$pH = \alpha \times \frac{[HCO_3^-]}{pCO_2}$$

Comme le montre l'équation d'équilibre acido-basique, cette élévation peut être due soit à une augmentation des bicarbonates ($[HCO_3^-]$), soit à une baisse de la pCO_2.
On parle d'*alcalose respiratoire* quand l'augmentation du pH est liée à une baisse de la pCO_2.

Étiologies

Cette alcalose respiratoire est essentiellement liée à une hyperventilation, notamment chez les patients avec une ventilation mécanique.

Diagnostic

Signes cliniques

Les signes cliniques apparaissent pour un pH élevé (> 7,50).
Ils sont essentiellement neurologiques, avec des céphalées, une confusion.

Signes biologiques

Les gaz du sang sont l'examen de référence :
- pH > 7,42 ;
- $[HCO_3^-]$ < 23 mmol/L : la baisse des bicarbonates est le mécanisme compensatoire de cette alcalose. Elle intervient après quelques jours ;
- pCO_2 < 38 mmHg.

Conduite à tenir et traitement

Chez le patient ventilé : modifications des paramètres de ventilation pour corriger l'hyperventilation.

Conduite à tenir IDE

L'urgence de la prise en charge de l'alcalose dépend de sa gravité et de son étiologie.

Accueil du patient

Recueil des observations participant à la bonne connaissance de la santé du patient (interrogatoire ciblé, recherche d'allergies, etc.).

Prise de constantes

Fréquence cardiaque (FC), fréquence respiratoire (FR), pression artérielle (PA), saturation en oxygène (SAO_2) en air ambiant, diurèse.

Évaluation de la tolérance

Réalisation du bilan

- Bilan biologique selon prescription.
- Électrocardiogramme (ECG).

Installation du patient

En cas de signes de gravité

- Mise en place d'une voie d'abord périphérique.
- Transfert du patient en unité de réanimation.
- Mise en route du monitoring cardiaque : scope ECG, PA, SAO_2, FC, FR.

Mise en route du traitement médicamenteux

À démarrer en urgence en cas de signes de gravité

Surveillance

15. Hypokaliémie

Définition

Baisse de la kaliémie en dessous de 3,5 mmol/L.

Étiologies les plus fréquentes

Pertes rénales de potassium : liées à l'utilisation de diurétiques (thiazidiques et diurétiques de l'anse), à des anomalies endocriniennes (hyperaldostéronismes) ou à une atteinte rénale.
Pertes digestives de potassium : vomissements, aspirations digestives, diarrhées aiguës, prise de laxatifs.
Carences d'apport de potassium : anorexie notamment.
Transfert de potassium vers le milieu intracellulaire : notamment lors des alcaloses métaboliques ou respiratoires.

Diagnostic

Signes cliniques

Les signes cliniques concernent les muscles.

Le myocarde

C'est cette atteinte qui met en jeu le pronostic vital.
On observe d'abord des modifications de l'électrocardiogramme (ECG). Chronologiquement :
- diminution puis aplatissement et négativation des ondes T;
- apparition d'une onde U;
- modification avec sous-décalage du segment ST.

Apparaissent ensuite les troubles du rythme qui peuvent être auriculaires (tachysystolie auriculaire, fibrillation auriculaire, flutter), ou ventriculaires, avec risque de tachycardie ventriculaire voire de fibrillation ventriculaire.

Les muscles lisses

Muscles lisses digestifs (constipation) et sphinctériens (rétention vésicale).

Les muscles striés

Fatigue musculaire avec hypotonie pouvant aller jusqu'à une paralysie périphérique des membres.

Signes biologiques

- Hypokaliémie en dessous de 3,5 mmol/L.
- Souvent associée à une alcalose métabolique.

Traitement

- Traitement étiologique.
- Apport potassique :
  - par voie orale en l'absence de troubles digestifs et si la kaliémie est supérieure à 3 mmol/L,
  - par voie veineuse dans les autres cas : perfusion lente, *jamais d'injection intraveineuse directe,* rythme moyen de 1 g de KCl par heure.

Conduite à tenir IDE

L'urgence de la prise en charge de l'hypokaliémie dépend de sa gravité et de son étiologie.

Accueil du patient

Recueil des observations participant à la bonne connaissance de la santé du patient (interrogatoire ciblé, recherche d'allergies, etc.).

Prise de constantes

Fréquence cardiaque (FC), fréquence respiratoire (FR), pression artérielle (PA), saturation en oxygène (SAO_2) en air ambiant, diurèse.

Évaluation de la tolérance

- Importance de la recherche de signes électrocardiographiques d'hypokaliémie.
- Surveillance de l'apparition de signes neurologiques de gravité.

Réalisation du bilan

- Bilan biologique selon prescription.
- Électrocardiogramme (ECG).

Installation du patient

En cas de signes de gravité

- Mise en place d'une voie d'abord périphérique.
- Transfert du patient en unité de réanimation.
- Mise en route du monitoring cardiaque : scope ECG, PA, SAO_2, FC, FR.

Mise en route du traitement médicamenteux

À démarrer en urgence en cas de signes de gravité

☛ *Attention*

Ne jamais réaliser d'injection en intraveineuse directe de potassium ! Ne pas mettre plus de 3 g de potassium dans la perfusion de base.

Surveillance

16. Hyperkaliémie

Définition

Augmentation de la kaliémie au-dessus de 5 mmol/L.

Étiologies les plus fréquentes

Défaut d'excrétion rénale de potassium : insuffisance rénale aiguë, insuffisance rénale chronique terminale, hypoaldostéronisme, certains médicaments (diurétiques épargneurs de potassium, anti-inflammatoires non stéroïdiens).
Transfert de potassium du milieu cellulaire vers le milieu extracellulaire : acidose, brûlures, ischémie aiguë de membre, lyse tumorale, rhabdomyolyse.
Apport excessif de potassium : rare, sel de régime notamment.

Diagnostic

Signes cliniques

Les signes cliniques sont avant tout les troubles myocardiques, et peuvent mettre en jeu le pronostic vital.
Signes électrocardiographiques de l'hyperkaliémie :
- augmentation d'amplitude des ondes T, symétriques, étroites, pointues ;
- anomalies de conduction auriculaires et auriculoventriculaires pouvant aller jusqu'au bloc auriculoventriculaire complet ;
- anomalies de conduction intraventriculaire avec élargissement des QRS précédant les troubles du rythme ventriculaire (tachycardie ventriculaire, voire fibrillation ventriculaire).

Signes biologiques

Hyperkaliémie au-dessus de 5 mmol/L.

Traitement *en urgence*

Objectif : protection myocardique et baisse de la kaliémie.

Protection myocardique

Sels de calcium : injection IV de gluconate de calcium.

Abaissement de la kaliémie

En cas d'hyperkaliémie modérée (< 6,5 mmol/L) : résine échangeuse de potassium *per os* qui capte le potassium dans le tube digestif (kayexalate).

En cas d'hyperkaliémie sévère :

- perfusion de glucosé à 30 % associée à une perfusion d'insuline (pour faire rentrer le potassium dans les cellules);
- perfusion de bicarbonates;
- hémodialyse : très efficace! À réaliser *en urgence* en cas d'hyperkaliémie sévère.

Conduite à tenir IDE

L'urgence de la prise en charge de l'hyperkaliémie dépend de sa gravité et de son étiologie.

Accueil du patient

Recueil des observations participant à la bonne connaissance de la santé du patient (interrogatoire ciblé, recherche d'allergies, etc.).

Prise de constantes

Fréquence cardiaque (FC), fréquence respiratoire (FR), pression artérielle (PA), saturation en oxygène (SAO_2) en air ambiant, diurèse.

Évaluation de la tolérance

Importance de la recherche de signes électrocardiographiques d'hyperkaliémie.

Réalisation du bilan

- Bilan biologique selon prescription (il faut s'assurer de l'absence d'hémolyse qui fausserait la kaliémie sur le prélèvement).
- Électrocardiogramme (ECG).

Installation du patient

En cas de signes de gravité

- Mise en place d'une voie d'abord périphérique.
- Transfert du patient en unité de réanimation.
- Mise en route du monitoring cardiaque : scope ECG, PA, SAO_2, FC, FR.

Mise en route du traitement médicamenteux

À démarrer en urgence en cas de signes de gravité.

17. Intoxication au monoxyde de carbone

Définition

Le monoxyde de carbone (CO) est un gaz inodore, incolore et sans saveur.
Il provient de toute combustion incomplète (par défaut d'oxygène) d'un composé carboné.
Ces combustibles sont le plus souvent : le fuel, le charbon, les dérivés du gaz naturel, l'essence, le bois ou des produits synthétiques comme le plastique.
C'est une intoxication grave mettant en jeu le pronostic vital.

Épidémiologie

C'est l'une des causes les plus fréquentes d'intoxication accidentelle au domicile.
Ces accidents sont le plus souvent causés par des sources d'eau chaude (chauffe-eau) et les chauffages (au gaz, au fuel et au charbon). Les installations vétustes et situées dans un local mal ventilé constituent les installations les plus dangereuses.
C'est une intoxication également fréquente lors des incendies.

Physiopathologie

La toxicité du CO réside dans sa grande affinité avec l'hémoglobine qui est 200 fois supérieure à celle de l'oxygène. De plus, le CO interfère avec la libération d'oxygène.
Ces deux mécanismes expliquent l'anoxie tissulaire qui est observée lors d'une intoxication au CO.

Diagnostic

Terrain

Importance de la recherche d'une source possible d'émission de CO lors de la suspicion d'une intoxication.

Signes fonctionnels

Céphalées, vertiges, nausées, faiblesse musculaire.

Examen clinique

Signes neurologiques

- Confusion, obnubilation, voire coma.
- Hypertonie.
- Réflexes ostéotendineux vifs.
- Troubles vasomoteurs : sueurs, hyperthermie.

Signes cutanés

Couleur rouge vif « cochenille » de la peau.

Signes respiratoires

Encombrement bronchique voire œdème pulmonaire.

Signes cardiovasculaires

Tachycardie, collapsus voire arrêt cardiaque.

Facteurs de gravité de l'intoxication

- Intoxication prolongée.
- Femme enceinte.
- Enfant.
- Sujet âgé.

Examens complémentaires *en urgence*

Examen diagnostique : dosage de la carboxyhémoglobine.
Doses toxiques :
> 3 ml % en l'absence de tabagisme ;
> 10 ml % chez le fumeur.
Un bilan biologique complet doit être réalisé en urgence : NFS plaquettes, ionogramme sanguin, urée, créatinémie, hémostase (TP, TCA), gaz du sang, lactates, bilan hépatique.
Radiographie du thorax

Complications

- Décès dans 25 % des cas environ.
- Œdème pulmonaire.
- Pancréatite.
- Syndrome postintervallaire : atteinte neurologique pouvant aller de la démence jusqu'à la récidive du coma et survenant entre la première et la troisième semaine.

- Séquelles neurologiques : altération de la conscience, amnésie, démence, paralysies périphériques, troubles psychiques.

Traitement : urgence vitale

- Retrait immédiat de l'atmosphère contaminée.
- Prévenir les services municipaux et la Ddass pour affirmer la contamination et rechercher la source de la contamination.

Hospitalisation en urgence

- Repos strict au lit. À jeun.
- Pose d'une voie veineuse périphérique de bon calibre.

Prise en charge ventilatoire du patient

- Oxygénothérapie précoce au masque ou sous couvert d'une intubation en cas de trouble de conscience.
- *Oxygénothérapie hyperbare* en caisson : traitement de choix qui permet la dissociation du CO et de l'hémoglobine. D'autant plus efficace qu'elle est précoce (six premières heures).
- Traitement symptomatique.

Indications de l'oxygénothérapie hyperbare

- Perte de connaissance même brève.
- Signes neurologiques.
- Femme enceinte.
- Enfant.

Conduite à tenir IDE

Accueil du patient

Recueil des observations participant à la bonne connaissance de la santé du patient (interrogatoire ciblé, recherche d'allergies, etc.).

Prise de constantes

Fréquence cardiaque (FC), fréquence respiratoire (FR), pression artérielle (PA) aux deux bras.
NB : la mesure de la saturation de l'oxygène (SAO_2) n'est d'aucune utilité dans l'intoxication au CO. Elle est en effet normale !

Réalisation du bilan

- Bilan biologique selon prescription.
- Électrocardiogramme (ECG).

Explication des examens et des traitements

Notamment de l'oxygénothérapie hyperbare.

Installation du patient

- Repos strict au lit. Rassurer le patient. Patient à jeun.
- Mise en route d'une oxygénothérapie.
- Mise en route du monitoring cardiaque (scope ECG, PA, SAO_2, FC, FR).
- Mise en place d'un dispositif de recueil des urines si besoin.
- Mise en place d'une voie d'abord périphérique.
- Réalisation d'un ECG.

Mise en route du traitement

Oxygénothérapie.

Surveillance

Notamment des signes neurologiques.

18. Intoxication aux salicylés (aspirine)

Pharmacologie

- Absorption : rapide.
- Doses toxiques : 10 g chez l'adulte.

Diagnostic

Signes cliniques

Les signes apparaissent en général 2 à 3 h après la prise.

Signes respiratoires

Hyperventilation.

Signes neurologiques

- Céphalées.
- Vertiges.
- Hypoacousie.
- Bourdonnement d'oreille.
- Photophobie.
- Baisse d'acuité visuelle.

Signes digestifs

- Nausées, vomissements.
- Épigastralgies.

Hyperthermie

Signes biologiques

- Troubles acido-basiques : alcalose respiratoire associée à une acidose métabolique.
- Hypokaliémie.
- Trouble de la glycémie : hyper- puis hypoglycémie.

Traitement : urgence vitale

Hospitalisation en urgence

- Repos strict au lit. À jeun.
- Pose d'une voie veineuse périphérique de bon calibre.

Traitement

- Libération des voies aériennes.
- Oxygénation avec intubation en cas de troubles de conscience (acidose).
- Pose d'une voie veineuse.
- Lavage gastrique puis charbon activé.
- Diurèse alcaline.
- Épuration extrarénale dans les formes graves.

Conduite à tenir IDE

Accueil du patient

Recueil des observations participant à la bonne connaissance de la santé du patient (interrogatoire ciblé, recherche d'allergies, etc.).

Prise de constantes

Fréquence cardiaque (FC), fréquence respiratoire (FR), pression artérielle (PA) aux deux bras, saturation en oxygène (SAO_2) en air ambiant.

Réalisation du bilan

- Bilan biologique selon prescription.
- Électrocardiogramme (ECG).

Lavage gastrique puis charbon activé

Installation du patient

- Repos strict au lit. Rassurer le patient. Patient à jeun. Assurer la liberté des voies aériennes.
- Mise en route d'une oxygénothérapie.
- Mise en route du monitoring cardiaque (scope ECG, PA, SAO_2, FC, FR).
- Mise en place d'un dispositif de recueil des urines si besoin.
- Mise en place d'une voie d'abord périphérique.
- Réalisation d'un ECG.

Mise en route des traitements

Surveillance

19. Intoxication au paracétamol

La gravité est liée à l'atteinte hépatique.

Pharmacologie

- Absorption : rapide.
- Demi-vie : en moyenne de 2 h.
- Doses toxiques : 5 g chez l'adulte.

Diagnostic

Signes cliniques

À partir de la 24e heure.

Signes digestifs

Nausées, vomissements.

Signes neurologiques

- Somnolence.
- Confusion.

Hyperthermie

Signes digestifs d'hépatite cytolytique

Douleur de l'hypochondre droit, ictère, signes hémorragiques, encéphalopathie.

Signes biologiques

- Augmentation de la bilirubine.
- Baisse du TP et des facteurs de coagulation.
- Thrombopénie.

Diagnostic toxicologique

Dosage du taux sanguin à partir de H4 et toutes les 4 h (gravité au-delà de 200 mg/L à la 4e heure).

Traitement : urgence vitale

Hospitalisation en urgence

- Repos strict au lit. À jeun.
- Pose d'une voie veineuse périphérique de bon calibre.

Traitement

- Libération des voies aériennes.
- Oxygénation avec intubation en cas de troubles de conscience.
- Pose d'une voie veineuse.
- Lavage gastrique efficace si réalisé dans les quatre premières heures.
- **Antidote : N acétylcystéine** efficace si débuté dans les huit premières heures, *per os* ou IV.
- Traitement des troubles électrolytiques.

Conduite à tenir IDE

Accueil du patient

Recueil des observations participant à la bonne connaissance de la santé du patient (interrogatoire ciblé, recherche d'allergies, etc.).

Prise de constantes

Fréquence cardiaque (FC), fréquence respiratoire (FR), pression artérielle (PA) aux deux bras, saturation en oxygène (SAO_2).

☛ Importance du monitorage électrocardiographique (ECG).

Réalisation du bilan

- Bilan biologique selon prescription.
- Électrocardiogramme (ECG).

Lavage gastrique

Installation du patient

- Repos strict au lit. Rassurer le patient. Patient à jeun. Assurer la liberté des voies aériennes.
- Mise en route d'une oxygénothérapie.
- Mise en route du monitoring cardiaque (scope ECG, PA, SAO_2, FC, FR).
- Mise en place d'un dispositif de recueil des urines si besoin.
- Mise en place d'une voie d'abord périphérique.
- Réalisation d'un ECG.

Mise en route des traitements

Notamment de la N acétylcystéine.

Surveillance

20. Intoxication alcoolique aiguë

Pharmacologie

- Absorption : rapide.
- Doses létales : alcoolémie > 3 à 4 g/L chez l'adulte.

Diagnostic

Signes cliniques

Haleine caractéristique

Signes neurologiques

- Troubles du comportement : excitation, agitation.
- Troubles de l'équilibre, incoordination motrice.
- Délire.
- Coma calme.
- Mydriase bilatérale peu réactive.
- Crises convulsives (notamment en cas d'hypoglycémie).

Signes respiratoires

- Respiration stertoreuse.
- Risque élevé d'inhalation bronchique lors des vomissements.

Signes cardiovasculaires

Hypotension.

Hypothermie

Signes biologiques

- Hypoglycémie.
- Acidose.

Traitement

Hospitalisation en urgence

- Repos strict au lit. À jeun.
- Pose d'une voie veineuse périphérique de bon calibre.

Traitement

- Libération des voies aériennes.
- Oxygénation avec intubation en cas de troubles de conscience.
- Pose d'une voie veineuse.
- Contrôle de la glycémie.

Conduite à tenir IDE

Accueil du patient

Recueil des observations participant à la bonne connaissance de la santé du patient (interrogatoire ciblé, recherche d'allergies, etc.).

Prise de constantes

Fréquence cardiaque (FC), fréquence respiratoire (FR), pression artérielle (PA) aux deux bras, saturation en oxygène (SAO_2) en air ambiant, *contrôle de la glycémie.*

Réalisation du bilan

- Bilan biologique selon prescription.
- Électrocardiogramme (ECG).

Installation du patient

- Repos strict au lit. Rassurer le patient. Patient à jeun. Assurer la liberté des voies aériennes.
- Mise en route d'une oxygénothérapie.
- Mise en route du monitoring cardiaque (scope ECG, PA, SAO_2, FC, FR).
- Mise en place d'un dispositif de recueil des urines si besoin.
- Mise en place d'une voie d'abord périphérique.
- Réalisation d'un ECG.

Mise en route des traitements

Apport de glucose en cas d'hypoglycémie.

Surveillance

Notamment par des glycémies capillaires répétées.

21. Intoxication aux antidépresseurs tricycliques

Pharmacologie

- Absorption : rapide et importante.
- Demi-vie : en moyenne de 20 h.
- Effets pharmacologiques : action antidépressive.
- Doses toxiques : 0,5 g chez l'adulte.

Diagnostic : signes cliniques

Signes neurologiques

- Coma agité.
- Myoclonies.
- Convulsions.
- Réflexes ostéotendineux vifs.
- Mydriase bilatérale.

Signes cardiovasculaires +++

Ils font la gravité de cette intoxication.

- Tachycardie.
- Hypotension artérielle.

Signes électrocardiographiques (ECG)

- Tachycardie sinusale.
- Troubles du rythme ventriculaire : TV voire FV.
- Troubles de la conduction auriculoventriculaire.
- Bloc de branche.

Traitement : urgence vitale

Hospitalisation en urgence

- Repos strict au lit. À jeun.
- Pose d'une voie veineuse périphérique de bon calibre.

Traitement

- Libération des voies aériennes.
- Oxygénation avec intubation en cas de troubles de conscience.

- Pose d'une voie veineuse.
- Lavage gastrique suivi de l'administration de charbon activé le plus précocement possible dans les deux premières heures.
- Traitement des convulsions.
- Traitement des troubles électrolytiques, notamment surveillance de la kaliémie.
- Traitement des troubles du rythme et des troubles de conduction.

Conduite à tenir IDE

Accueil du patient

Recueil des observations participant à la bonne connaissance de la santé du patient (interrogatoire ciblé, recherche d'allergies, etc.).

Prise de constantes

Fréquence cardiaque (FC), fréquence respiratoire (FR), pression artérielle (PA) aux deux bras, saturation en oxygène (SAO_2) en air ambiant.

☛ Importance du monitorage ECG.

Réalisation du bilan

- Bilan biologique selon prescription.
- Électrocardiogramme (ECG).

Lavage gastrique et charbon activé

Installation du patient

- Repos strict au lit. Rassurer le patient. Patient à jeun. Assurer la liberté des voies aériennes.
- Mise en route d'une oxygénothérapie.
- Mise en route du monitoring cardiaque (scope ECG, PA, SAO_2, FC, FR).
- Mise en place d'un dispositif de recueil des urines si besoin.
- Mise en place d'une voie d'abord périphérique.
- Réalisation d'un ECG.

Mise en route des traitements

Surveillance

Notamment des signes neurologiques.

22. Intoxication aux benzodiazépines

Intoxications fréquentes mais souvent bien tolérées si elles sont isolées.

Pharmacologie

- Absorption : rapide avec un pic en 1 à 2 h.
- Demi-vie : de 3 h à plus de 50 h selon le type de benzodiazépines.
- Effets pharmacologiques : action anxiolytique, sédative, hypnotique, anticonvulsivante et myorelaxante.
- Doses toxiques : de 0,1 à 0,5 g chez l'adulte.

Diagnostic : signes cliniques

Signes neurologiques

- Coma de profondeur variable, calme, hypotonique.
- Absence d'anomalies pupillaires.
- Diplopie par relaxation de la musculature oculaire.

Signes cardiovasculaires

- Hypotension artérielle.
- Tachycardie.

Signes respiratoires

Dépression respiratoire.

Traitement : urgence vitale

Hospitalisation en urgence

- Repos strict au lit. À jeun.
- Pose d'une voie veineuse périphérique de bon calibre.

Traitement

- Libération des voies aériennes.
- Oxygénation avec intubation en cas de troubles de conscience.
- Pose d'une voie veineuse.
- Lavage gastrique.
- Antidote : flumazénil (*Anexate*) : antagonistes spécifiques. Test diagnostique. Attention au risque de convulsions.

Conduite à tenir IDE

Accueil du patient

Recueil des observations participant à la bonne connaissance de la santé du patient (interrogatoire ciblé, recherche d'allergies, etc.).

Prise de constantes

Fréquence cardiaque (FC), fréquence respiratoire (FR), pression artérielle (PA) aux deux bras, saturation en oxygène (SAO_2).

Réalisation du bilan

- Bilan biologique selon prescription.
- Électrocardiogramme (ECG).

Lavage gastrique

Installation du patient

- Repos strict au lit. Rassurer le patient. Patient à jeun. Assurer la liberté des voies aériennes.
- Mise en route d'une oxygénothérapie.
- Mise en route du monitoring cardiaque (scope ECG, PA, SAO_2, FC, FR).
- Mise en place d'un dispositif de recueil des urines si besoin.
- Mise en place d'une voie d'abord périphérique.
- Réalisation d'un ECG.

Mise en route des traitements

Test diagnostique à l'*Anexate*.

Surveillance

Notamment des signes neurologiques.

23. Intoxication aux barbituriques

Pharmacologie

- Demi-vie : de 4 h à plus de 90 h selon le type de barbituriques.
- Effets pharmacologiques : action hypnotique, anticonvulsivante et myorelaxante.
- Doses toxiques : 0,5 g chez l'adulte.

Diagnostic : signes cliniques

Signes neurologiques

- Coma précédé d'une phase ébrieuse (« ivresse barbiturique »), coma aréactif, hypotonique ;
- Myosis.

Signes cardiovasculaires

- Hypotension artérielle ;
- Tachycardie ou bradycardie.

Hypothermie

Signes respiratoires

Dépression respiratoire.

Traitement : urgence vitale

Hospitalisation en urgence

- Repos strict au lit. À jeun.
- Pose d'une voie veineuse périphérique de bon calibre.

Traitement

- Libération des voies aériennes.
- Oxygénation avec intubation en cas de troubles de conscience.
- Pose d'une voie veineuse.
- Lavage gastrique suivi de l'administration de charbon activé le plus précocement possible dans les deux premières heures.
- Diurèse osmotique alcaline.
- Épuration extrarénale.
- Lutte contre l'hypothermie.

Conduite à tenir IDE

Accueil du patient

Recueil des observations participant à la bonne connaissance de la santé du patient (interrogatoire ciblé, recherche d'allergies, etc.).

Prise de constantes

Fréquence cardiaque (FC), fréquence respiratoire (FR), pression artérielle (PA) aux deux bras, saturation en oxygène (SAO_2).

Réalisation du bilan

- Bilan biologique selon prescription.
- Électrocardiogramme (ECG).

Lavage gastrique et charbon activé

Installation du patient

- Repos strict au lit. Rassurer le patient. Patient à jeun. Assurer la liberté des voies aériennes.
- Mise en route d'une oxygénothérapie.
- Mise en route du monitoring cardiaque (scope ECG, PA, SAO_2, FC, FR).
- Mise en place d'un dispositif de recueil des urines si besoin.
- Mise en place d'une voie d'abord périphérique.
- Réalisation d'un ECG.

Mise en route du traitement

Diurèse osmotique, préparation du patient pour la dialyse si besoin.

Surveillance

Notamment des signes neurologiques.

24. Brûlure

Définition

Les brûlures peuvent être d'origine thermique, électrique ou chimique, plus rarement par rayonnements ionisants.
Les plus fréquentes sont les brûlures d'origine thermique.

Épidémiologie

Les principales causes sont d'origine domestique (70 %), liées à des accidents du travail (20 %), puis plus rarement lors de loisirs, d'accidents de la voie publique ou de tentatives de suicide.

Physiopathologie

Les brûlures vont avoir non seulement un retentissement local, mais aussi général par étendue, mettant en jeu le pronostic vital.

Sur le plan général

On distingue trois périodes dans l'évolution des brûlures.
La période initiale : période du choc hypovolémique dominant le tableau lors des 72 premières heures. C'est la période nécessitant les soins de réanimation.
La période de résorption des œdèmes : vers le 3ᵉ–4ᵉ jour.
La période secondaire dite de « maladie des brûlés » : période la plus longue débutant à la fin de la première semaine jusqu'à la guérison ou le décès. Les deux phénomènes pathologiques les plus importants sont l'*infection* et la *dénutrition*.

Sur le plan local

Phase de détersion : correspond à l'élimination des tissus nécrosés.
Phase de cicatrisation : correspond à la réépithélialisation de la zone brûlée.

Diagnostic

Examen local

Profondeur de la brûlure

Brûlure du premier degré : simple érythème douloureux pendant 24 à 48 h.
Brûlure du deuxième degré : phlyctène séreuse au milieu d'une zone érythémateuse, douleur spontanée vive.
Brûlure du troisième degré : escarre de coloration brune, parfois noire. L'anesthésie est totale.

Superficie de la brûlure : règle des neuf de Wallace

- Tête et cou : 9 %.
- Tronc, face antérieure : 2 × 9 %.
- Tronc, face postérieure : 2 × 9 %.
- Membres supérieurs : 2 × 9 %.
- Membres inférieurs : 2 × 18 %.
- Organes génitaux externes : 1 %.

Siège de la brûlure

Le siège de la brûlure est déterminant quant au pronostic de celle-ci, pouvant engager :
- le pronostic vital d'emblée, en cas de brûlure de la face;
- le pronostic fonctionnel : atteinte des articulations;
- le pronostic esthétique : atteinte d'une zone visible.

Examen général

Dès qu'elle dépasse 10 à 15 % chez l'adulte, la brûlure engendre des désordres généraux susceptibles d'entraîner le décès du patient.
Il faut rechercher des complications immédiates : hémodynamiques, respiratoires, ischémiques, etc.

Examens complémentaires en urgence

La prescription des bilans doit toujours être justifiée, compte tenu de l'accès veineux souvent difficile chez ces patients.

Bilan biologique

Un bilan biologique complet doit être réalisé en urgence : NFS plaquettes, ionogramme sanguin, urée, créatinémie, protidémie, bilan hépatique, gaz du sang, hémostase (TP, TCA), groupe sanguin, Rhésus, RAI.

Bilan bactériologique

Prélèvements cutanés, sanguins, urinaires, sur cathéters, etc.

Bilan radiologique

Selon les lésions. Radiographie pulmonaire systématique.

Complications

Complications précoces

Les complications générales prédominent.
On peut observer des complications :
- de surcharge : œdème lésionnel;
- infectieuses : souvent gravissimes;
- pulmonaires;
- digestives : ulcère, hémorragie digestive, etc.;
- rénales : insuffisance rénale fonctionnelle ou organique;
- neurologiques : pouvant aller jusqu'au coma;
- thromboemboliques : phlébite, embolie pulmonaire.

Complications tardives

Essentiellement d'ordre esthétique et fonctionnel :
- séquelles cutanées : trouble de la sensibilité, hypertrophie cicatricielle, *rétractations* +++;
- séquelles articulaires : raideurs, positions vicieuses, etc.;
- séquelles tendineuses : rétractations surtout.

Traitement : urgence vitale médico-chirurgicale

Le traitement débute sur les lieux mêmes de l'accident et pendant le transport.
Le but est double : assurer une couverture cutanée et les mesures de réanimation.
Dans tous les cas : prophylaxie antitétanique systématique.

Traitements de réanimation

Hospitalisation en urgence

- Traitement des perturbations hydroélectriques; but : prévention du choc hypovolémique.
- Traitement des troubles métaboliques : hypernutrition.
- Prévention et traitement des infections.
- Antalgiques, anxiolytiques.

Traitements locaux

Traitement conservateur

Détersion, bourgeonnement puis greffe.

- Nettoyage : ablation des souillures, excision des tissus nécrosés.
- Pansements : soit pansement occlusif soit exposition à l'air.
- Détersion : ablation des zones escarrifiées pour obtenir un tissu sain apte à la greffe.
- Greffe (autogreffe mince) : seule façon d'obtenir la cicatrisation des brûlures profondes. Habituellement effectuée vers le 21e jour.

Traitement radical

Excision-greffe : c'est l'excision précoce des tissus brûlés suivie immédiatement d'une autogreffe.

Aponévrotomie de décharge

Le but est d'éviter l'ischémie des membres en levant l'effet garrot lié à l'œdème.

Mesures générales

- Traitement des lésions associées.
- Nursing +++.
- Rééducation.
- Prise en charge psychologique.
- Kinésithérapie.
- Pose d'une voie veineuse périphérique de bon calibre.
- Scope : fréquence cardiaque, pression artérielle, électrocardiogramme.

Conduite à tenir IDE

Accueil du patient

Recueil des observations participant à la bonne connaissance de la santé du patient (interrogatoire ciblé, recherche d'allergies, etc.).

Prise de constantes

Fréquence cardiaque (FC), fréquence respiratoire (FR), pression artérielle (PA) aux deux bras, saturation en oxygène (SAO_2) en air ambiant.

Évaluer la tolérance de la douleur

Elle est primordiale et se fait au moyen de l'échelle EVA.

Réalisation du bilan

- Bilan biologique selon prescription.
- Électrocardiogramme (ECG).

Explication des examens complémentaires radiologiques

Installation du patient

- Repos strict au lit.
- *Rassurer le patient.*
- Mise en route d'une oxygénothérapie.
- Mise en route du monitoring cardiaque (scope ECG, PA, SAO_2, FC, FR).
- Mise en place d'un dispositif de recueil des urines si besoin.
- Mise en place d'une voie d'abord périphérique.
- Réalisation d'un ECG.

Conduite à tenir IDE

Mise en route du traitement médicamenteux

Réalisation des pansements

- Selon la prescription avec une asepsie stricte impérative.

Prophylaxie antitétanique systématique.

Surveillance

Bras	9 %
Tête	9 %
Cou	1 %
Jambes	18 %
Partie antérieure du tronc	18 %
Partie postérieure du tronc	18 %

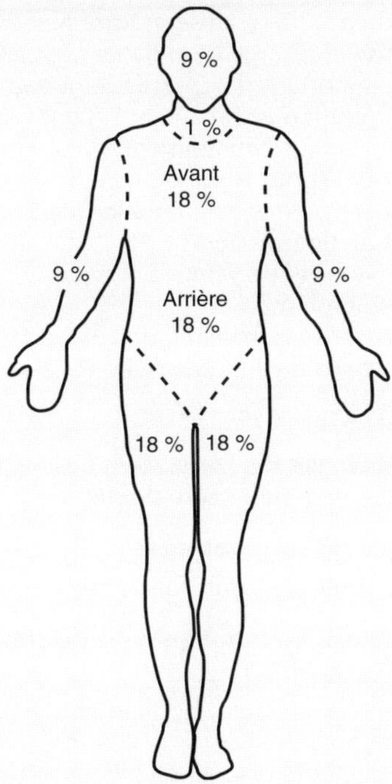

Règle des 9 de Wallace

25. Coma

Définition

Le coma est défini par la suppression de la vigilance et de la conscience. En pratique, cet état est caractérisé par :
- l'absence d'ouverture des yeux quelle que soit la stimulation ;
- l'absence d'expression verbale ;
- l'absence de réponse motrice aux ordres.

La prise en charge d'un patient comateux est une urgence.
Il est important d'apprécier le niveau d'altération de la conscience et son évolution dans le temps. Pour cela, différents scores ont été proposés, le plus couramment utilisé étant le score de Glasgow initialement créé pour la surveillance des traumatisés crâniens.
Ce score permet une cotation de la vigilance et de la conscience en fonction de trois items :
- l'ouverture des yeux ;
- la réponse motrice ;
- la réponse verbale.

Le score va de 3 (coma profond) à 15 (état de conscience normal).

Étiologies

Les étiologies des comas sont très nombreuses. Schématiquement, on peut les regrouper comme suit.

Les causes traumatiques

Hématome sous-dural aigu, hématome extradural.

Les causes métaboliques ou carentielles

- Hypoglycémies +++.
- Troubles ioniques, notamment les troubles de la natrémie et de la calcémie.
- Acidocétose diabétique ou coma hyperosmolaire.
- Insuffisance surrénalienne, etc.

Les causes toxiques +++

- Intoxication alcoolique aiguë.
- Intoxication médicamenteuse.
- Surdosage chez le toxicomane.
- Intoxication au monoxyde de carbone.

Les accidents vasculaires cérébraux

Les causes infectieuses

Méningo-encéphalites virales ou bactériennes, neuropaludisme, etc.

Les causes comitiales

Coma postcritique ou état de mal généralisé.

☛ Il ne faut pas perdre de vue que les causes peuvent être multiples (intoxication alcoolique et traumatisme par exemple).

Diagnostic

Anamnèse

L'interrogatoire est essentiel au diagnostic étiologique, il faudra donc faire appel au témoignage des services de secours, des témoins, de l'entourage, etc.

Examen clinique

Appréciation des grandes fonctions vitales

- Appréciation de l'état respiratoire : cyanose, encombrement bronchique, fréquence respiratoire, saturation en oxygène.
- Évaluation de l'état circulatoire : tension artérielle, fréquence cardiaque, signes de chocs, etc.
- Prise de la température.

Recherche de signes orientant vers l'étiologie

Signes de traumatismes crâniens, signes d'infections, syndrome méningé, signes d'intoxication (piqûre, odeur d'alcool…), etc.

Examen neurologique complet

Étude de la motricité, du tonus musculaire, des réflexes, examen de la photomotricité, etc.

Examens complémentaires en urgence

Bilan biologique

Un bilan biologique complet doit être réalisé en urgence :
- NFS plaquettes, ionogramme sanguin, glycémie, calcémie, urée, créatinémie, hémostase (TP, TCA), bilan hépatique complet;
- gaz du sang;

- alcoolémie ;
- recherche de toxiques dans le sang et les urines ;
- hémocultures.

D'autres examens seront réalisés selon le contexte étiologique :
- ponction lombaire ;
- dosage de CO (monoxyde de carbone) ;
- frottis sanguin, goutte épaisse, etc.

Bilan radiologique

Selon le contexte :
- radiographie du thorax, du crâne, du rachis, etc. ;
- scanner cérébral.

Autres

Électroencéphalogramme.

Traitement : urgence vitale

Quelle que soit la cause du coma, le patient doit être hospitalisé dans une unité de réanimation.

Hospitalisation en urgence

Traitement symptomatique

Deux objectifs :
- contrôle des fonctions vitales ;
- prévention des complications du décubitus.

En pratique

- Apports hydroélectrolytiques adaptés aux ionogrammes.
- Apports vitaminiques (B1, B6, PP, phosphore, polyvitamines).
- Assurer une ventilation optimale : ventilation assistée si besoin, aspirations bronchiques, etc.
- Apports caloriques par la sonde gastrique (2000 cal/jour).
- Matelas antiescarres.
- Kinésithérapie passive au lit.
- Prévention des phlébites (anticoagulation préventive).

Traitement étiologique

Il dépend de la cause.

Conduite à tenir IDE

Accueil du patient

Recueil des observations participant à la bonne connaissance de la santé du patient.

Prise de constantes

Fréquence cardiaque (FC), fréquence respiratoire (FR), pression artérielle (PA) aux deux bras, saturation en oxygène (SAO_2) en air ambiant.

Réalisation du bilan

- Bilan biologique selon prescription.
- Électrocardiogramme (ECG).
- Réalisation du bilan prétransfusionnel en urgence.

Installation du patient

- Mise en route d'une oxygénothérapie = intubation par ventilation mécanique.
- Mise en route du monitoring cardiaque (scope ECG, PA, SAO_2, FC, FR).
- Mise en place d'un dispositif de recueil des urines.
- Mise en place d'une voie d'abord périphérique.
- Réalisation d'un ECG.

Mise en route du traitement médicamenteux

Adapté à l'étiologie du coma.

Surveillance

26. Détresse respiratoire aiguë

Définition

État pathologique aigu responsable d'une hypoxémie sévère (PaO_2 < 60 mmHg) mettant en jeu le pronostic vital à court terme.

Étiologies

Les causes de détresse respiratoires sont nombreuses. Schématiquement, on peut les classer comme suit.

Dyspnée laryngée

Dyspnée *inspiratoire* bruyante.

Les causes sont nombreuses : œdème de Quincke, cancer des voies aériennes supérieures, inhalation de corps étranger (notamment chez l'enfant).

Décompensation respiratoire aiguë d'une insuffisance respiratoire chronique

Les causes de cette décompensation sont les mêmes que chez les sujets non insuffisants respiratoires.

À la différence des autres patients, il existe souvent une *hypercapnie* sur les gaz du sang avec une acidose respiratoire.

☛ L'oxygénothérapie de ces patients doit être réalisée à faible débit, 1 à 2 l/min, afin d'éviter l'aggravation de l'hypercapnie.

Détresses respiratoires aiguës avec radiographie de thorax anormale (causes les plus fréquentes)

- Œdème aigu pulmonaire.
- Pneumopathie infectieuse.
- Pneumothorax.
- Pleurésies.

Détresses respiratoires aiguës avec radiographie de thorax normale (causes les plus fréquentes)

- Embolie pulmonaire.
- Tamponnade péricardique.
- Asthme aigu grave.
- Intoxication médicamenteuse et autres causes de coma.

Diagnostic

Signes fonctionnels

Le symptôme principal et essentiel est la dyspnée.

Examen clinique

L'examen clinique est fondamental, il a deux objectifs :
- évaluer la gravité de la détresse respiratoire;
- chercher des signes orientant vers l'étiologie.

Les signes cliniques de gravité se regroupent en trois catégories : respiratoires, hémodynamiques et neurologiques.

Les signes respiratoires de gravité

- Polypnée (fréquence respiratoire supérieure à 40/min).
- Cyanose.
- Sueurs profuses.
- Signes de fatigue respiratoire :
  - contracture des muscles abdominaux à l'expiration;
  - tirage inspiratoire : utilisation des muscles respiratoires accessoires (intercostaux, sterno-cléido-mastoïdien);
  - respiration abdominale paradoxale (asynchronisme du thorax et de l'abdomen, signe d'un épuisement majeur);
  - inefficacité de la toux.

Les signes hémodynamiques de gravité

- Tachycardie (fréquence cardiaque supérieure à 120/min).
- Collapsus avec pression artérielle systolique inférieure à 80 mmHg.
- Signes d'insuffisance cardiaque droite (turgescence jugulaire, reflux hépatojugulaire, œdèmes des membres inférieurs).

Les signes neurologiques de gravité

- Angoisse.
- Agitation ou au contraire torpeur.
- Astérixis (tremblement des extrémités).
- Au maximum, coma.

☛ L'existence de signes de gravité impose une prise en charge urgente et une hospitalisation en réanimation.

Examens complémentaires *en urgence*

Ils ont pour but d'apprécier la gravité et de rechercher l'étiologie de la détresse respiratoire.

- Bilan classique : NFS, hémostase, glycémie, ionogramme sanguin, CRP, ECG, etc.
- Deux examens sont essentiels :
  - gaz du sang ;
  - radiographie de thorax.

Traitement : urgence vitale

Hospitalisation en urgence

Mesures symptomatiques

- Repos strict au lit en position demi-assise.
- Patient à jeun.
- Oxygénothérapie adaptée aux besoins : aux lunettes, au masque à haute concentration, ventilation non invasive au masque ou intubation pour une ventilation mécanique.

☛ **Attention** : pas plus de 2 L/min de débit chez le patient BPCO.

- Pose d'une voie veineuse périphérique de bon calibre
- Scope : saturation en oxygène, fréquence cardiaque, pression artérielle, électrocardiogramme.

Traitement étiologique

Conduite à tenir IDE

Accueil du patient

Recueil des observations participant à la bonne connaissance de la santé du patient : interrogatoire ciblé, recherche d'allergies, antécédents de BPCO.

Prise de constantes

Saturation en oxygène (SAO_2), fréquence cardiaque (FC), fréquence respiratoire (FR), pression artérielle (PA) aux deux bras.

Évaluer la tolérance

Rechercher les signes de gravités respiratoires, hémodynamiques et neurologiques.

Réalisation du bilan

Selon prescription :
- électrocardiogramme (ECG) ;
- gaz du sang ;
- radiographie pulmonaire.

Examens complémentaires radiologiques

Explication au patient

Installation du patient

- Repos strict au lit.
- Position demi-assise.
- *Rassurer le patient* : temps capital de la prise en charge infirmière, car toute anxiété aggrave la détresse respiratoire.
- Patient à jeun.
- Mise en route d'une oxygénothérapie adaptée à la saturation (attention chez le patient BPCO).
- Mise en place d'une voie d'abord périphérique.
- Mise en route du monitoring cardiaque (scope ECG, PA, SAO_2, FC, FR).
- Mise en place d'un dispositif de recueil des urines si besoin.
- Réalisation d'un ECG.

Mise en route du traitement médicamenteux

Surveillance

Notamment des paramètres ventilatoires (FR, saturation), hémodynamiques (PA) et neurologiques (état de conscience).

27. Hypothermie accidentelle

Définition

L'hypothermie est définie par un abaissement de la température centrale en dessous de 35 °C.

Étiologies

Les causes les plus fréquentes sont :
- les accidents d'immersion ;
- les accidents de montagne.

NB : il est important de noter que les petits enfants ainsi que les personnes âgées luttent moins bien contre l'abaissement de la température et sont donc plus sensibles à l'hypothermie.
De même, c'est une pathologie fréquemment rencontrée chez les personnes sans domicile, notamment lors de la période hivernale.
Les causes d'hypothermies non accidentelles sont nombreuses : hypothyroïdie, choc septique, grands brûlés, intoxication alcoolique, intoxication médicamenteuse, intoxication au monoxyde de carbone, etc.

Diagnostic

Signes cliniques

La présentation clinique dépend de la profondeur de l'hypothermie.
- Les signes cliniques initiaux sont : pâleur, froideur cutanée, frissons, pression artérielle élevée.
- Puis, aux environs de 30 °C, apparition d'une cyanose.
- En dessous de 30 °C apparaissent les troubles de conscience à type d'obnubilation avec lenteur des mouvements et dysarthrie.
- En dessous de 25 °C, apparition d'un coma avec myosis et abolition des réflexes ostéotendineux, bradypnée et bradycardie.

Les troubles du rythme cardiaque sont le risque majeur. Initialement, on observe une bradycardie pouvant être importante. Entre 25 et 30 °C, on peut observer des troubles du rythme ventriculaire (tachycardie ventriculaire, fibrillation ventriculaire).

Examens complémentaires

Bilan biologique en urgence

Un bilan biologique complet doit être réalisé en urgence : NFS plaquettes, ionogramme sanguin, urée, créatinémie, hémostase (TP, TCA), gaz du sang avec dosage des lactates.

Électrocardiogramme (ECG)

Examen très important à la recherche de signes ECG d'hypothermie : bloc auriculoventriculaire, bloc de branche, onde J (pathognomonique de l'hypothermie).

Traitement : urgence vitale

Hospitalisation en urgence

Repos strict au lit. À jeun.

1re étape : réchauffement externe

- Couverture de survie.
- Ôter les vêtements du patient surtout s'ils sont mouillés.
- Remplissage par macromolécules.
- Oxygénothérapie.

Ce réchauffement externe doit être très progressif (0,5 à 1 °C par heure) pour éviter le collapsus de réchauffement.

2e étape : réchauffement interne

En cas d'hypothermie plus sévère.

- Tube thermique œsophagien avec circulation de liquide chaud.
- Circulation extracorporelle (très efficace).
- Dialyse péritonéale avec un dialysat chauffé.
- Ventilation mécanique avec du gaz réchauffé.
- Surveillance et traitement de tout trouble du rythme cardiaque.

Conduite à tenir IDE

Accueil du patient

Recueil des observations participant à la bonne connaissance de la santé du patient (interrogatoire ciblé, recherche d'allergies, etc.).

Prise de constantes

Fréquence cardiaque (FC), fréquence respiratoire (FR), pression artérielle (PA) aux deux bras, saturation en oxygène (SAO_2) en air ambiant.

Réalisation du bilan

- Bilan biologique selon prescription.
- Électrocardiogramme (ECG).

Explication des examens et des traitements

Installation du patient

- Repos strict au lit. Rassurer le patient. Patient à jeun. Enlever les vêtements du patient.
- Mise en place des mesures de réchauffement externe *sans délai* (couverture).
- Mobiliser le moins possible le patient (risque de troubles du rythme cardiaque).
- Mise en route d'une oxygénothérapie.
- Mise en route du monitoring cardiaque (scope ECG, PA, SAO_2, FC, FR).
- Mise en place d'un dispositif de recueil des urines si besoin.
- Mise en place d'une voie d'abord périphérique.
- Réalisation d'un ECG.

Mise en route du traitement

Réchauffement externe +/– réchauffement interne.

Surveillance

- Efficacité des mesures de réchauffement : ne pas réchauffer trop rapidement le patient (risque de collapsus).
- Prise régulière de la température.
- Surveillance de l'ECG (risque de trouble du rythme).

28. Polytraumatisé

Définition

Le polytraumatisé est un blessé grave, atteint de plusieurs lésions dont une au moins met en jeu le pronostic vital à court terme.
Les objectifs de la prise en charge initiale de ce type de blessé sont triples :
- suppléer les fonctions vitales défaillantes;
- diagnostiquer les lésions dont la prise en charge est prioritaire;
- orienter le blessé vers la structure la plus adaptée à sa prise en charge.

Épidémiologie

En France, les polytraumatismes sont principalement dus à des accidents de la voie publique ou du travail. Dans la majorité des cas, il s'agit de traumatismes fermés. Ces patients sont le plus souvent pris en charge sur les lieux mêmes de l'accident par une équipe médicalisée du service d'aide médicale d'urgence (SAMU).

Prise en charge initiale

Réanimation initiale : suppléance des fonctions vitales défaillantes

Recherche d'un arrêt cardio-respiratoire

L'existence d'un arrêt cardio-respiratoire d'emblée est de très mauvais pronostic. Il impose la réalisation d'une réanimation cardio-respiratoire de base. Son existence peut être la conséquence d'une atteinte respiratoire, circulatoire ou neurologique qui devra aussi être prise en charge.

Réanimation respiratoire

Cette détresse doit être prise en charge en tout premier lieu. Ses causes sont multiples : traumatisme crânien, traumatisme thoracique (volet thoracique, hémothorax, pneumothorax, contusion pulmonaire, etc.). Le but de la prise en charge initiale est de maintenir une oxygénation suffisante :

- libération des voies aériennes;
- intubation endotrachéale : les indications de l'intubation sont très larges, permettant de libérer les voies aériennes et de les protéger de tout risque d'inhalation.

Réanimation circulatoire

Elle a pour objectif de maintenir une pression artérielle suffisante pour assurer la perfusion des organes et donc un apport en oxygène suffisant.
La cause de défaillance circulatoire la plus fréquente en cas de polytraumatisme est l'hémorragie aiguë qui le plus souvent n'est pas extériorisée.
Cette réanimation ne doit pas retarder le transport à l'hôpital, où pourra être réalisée une hémostase chirurgicale.
En pratique, il faut :

- mettre en place une voie veineuse périphérique de bon calibre permettant la perfusion rapide de macromolécules;
- la transfusion préhospitalière est peu utilisée;
- l'utilisation de vasoconstricteur comme l'adrénaline permet de maintenir la pression artérielle.

Ces mesures doivent s'accompagner de mesures simples : réalignement des membres fracturés, compression d'une plaie artérielle, etc.

Détresse neurologique

L'évaluation neurologique du polytraumatisé est fondamentale et devra être réalisée après contrôle de l'état ventilatoire et circulatoire.
L'évaluation neurologique comprend systématiquement :

- l'évaluation du score de Glasgow;
- la recherche d'un déficit asymétrique témoignant d'un processus intracérébral;
- la recherche d'une lésion médullaire.

NB : un score de Glasgow < 8 nécessite le recours à l'intubation.

Diagnostic des lésions les plus graves

Une fois les détresses vitales évaluées et leur traitement débuté, il est nécessaire de compléter l'examen clinique comme suit.
Examen du crâne : recherche une fracture, une embarrure, un hématome, une hémorragie.

☛ Le rachis cervical doit être palpé avec précaution et immobilisé systématiquement.

Examen du thorax : recherche de points d'impact, recherche d'atteinte pleurale ou parenchymateuse pulmonaire.
Examen abdominal : recherche une défense, un épanchement.
Examen des membres : recherche une fracture.
Examen du bassin et des fosses lombaires.
Au terme de cet examen, le bilan lésionnel est dressé afin de conduire le patient vers la structure la plus adaptée à sa prise en charge.

Transport du patient vers une structure adaptée

Mise en condition du patient

- Immobilisation systématique dans un matelas permettant ainsi une contention efficace des membres et du rachis.
- Prévention de l'hypothermie par une couverture chauffante.
- Prévention des infections : mesures simples de désinfection des plaies, pansements protecteurs.
- Analgésie ou sédation sont systématiques chez ces patients.

Monitorage

Surveillance continue :
- clinique : état cardio-respiratoire et neurologique ;
- électrocardiogramme (ECG) (scope) ;
- pression artérielle au brassard ;
- saturation.

Transport du patient vers un centre adapté

Conduite à tenir IDE

La prise en charge d'un polytraumatisé en extra-hospitalier nécessite une collaboration très étroite entre le médecin et l'infirmier(ère) pour une prise en charge optimale du patient.
Il n'y a pas de conduite à tenir IDE spécifique puisque c'est une prise en charge en équipe, chacun devant connaître parfaitement le matériel et la place de chaque médicament nécessaire.
Le rôle de l'infirmier(ère) est fondamental tant dans la prise en charge active que dans la surveillance.

Prise en charge active

- Participation à la réanimation cardio-respiratoire du patient.
- Participation à l'intubation du patient.
- Mise en place des voies d'abord permettant l'administration des solutés et des drogues.
- Participation à la mise en condition du patient.

Surveillance du patient

- Préparation du patient pour le transport.
- Surveillance des constantes pendant le transport.

PARTIE 3

Examens ou techniques spécifiques

29. Chariot d'urgence

L'infirmière doit être en mesure à tout moment de prendre en charge un patient qui présente une détresse vitale. Elle a pour cela à sa disposition du matériel qu'elle doit être capable de mobiliser en quelques secondes.
La responsabilité vis-à-vis du chariot d'urgence concerne tout IDE, qui se doit de connaître parfaitement sa localisation et son contenu, en vue d'être capable à tout moment de l'utiliser de façon optimale.
Ce chariot mobile comprend du matériel dont la composition, définie par la loi, est indispensable à la restitution et au maintien des fonctions vitales.

Il se compose de :

- matériel d'aspiration ;
- matériel de perfusion ;
- matériel d'anesthésie ;
- matériel de ventilation ;
- matériel d'oxygénation ;
- matériel d'intubation ;
- matériel de réanimation.

Entretien et traçabilité

Dès qu'une réanimation se termine, le chariot doit être remis en état d'utilisation optimale, c'est-à-dire qu'il faut :

- le nettoyer et le désinfecter ;
- le réapprovisionner systématiquement, en tenant compte du listing du matériel utilisé lors de la dernière réanimation ;
- le ranger à l'endroit convenu et connu de tout le monde ;
- rebrancher le défibrillateur ;
- signer avec jour, heure, nom, prénom sur la feuille de traçabilité réservée au suivi de l'état du chariot.

En dehors de toute réanimation, ce suivi est assuré par les soignants du service qui doivent régulièrement :

- contrôler le contenu du chariot ;

- le réapprovisionner si besoin;
- valider ce contrôle par sa signature sur la fiche de traçabilité;
- tester le défibrillateur *au quotidien*.

Exemple de composition d'un chariot d'urgence

Matériel de ventilation

- Bouteille d'oxygène à manodétendeur intégré, vérifiée et prête à l'emploi.
- Canules de Guedel n° 2 et 3.
- Masques faciaux n° 3 à 6.
- Ballon autoremplisseur à valve unidirectionnelle et filtre anti-bactérien.
- Masques pour aérosol.
- Sondes à oxygène.
- Tuyaux de connexion.
- Masques à haute concentration.

Matériel d'aspiration

- Système d'aspiration vérifié et prêt à l'emploi.
- Sondes d'aspiration trachéo-bronchiques.
- Sondes pour aspiration gastrique.
- Seringue de Guyon (50 mL à embout conique).
- Sac à urine non stérile, raccords biconiques.

Matériel de réanimation cardiaque

- Défibrillateur semi-automatique (DSA), si possible débrayable en mode manuel.
- Plan dur pour massage cardiaque.

Matériel pour accès veineux et injections

- Seringues de 5 et de 10 mL.
- Jeu d'aiguilles.
- Cathéters courts 14-16-18-20-22 G.
- Perfuseurs avec robinets à trois voies.

- Compresses stériles.
- Solution antiseptique.
- Garrot.
- Champs adhésifs transparents.
- Adhésif de fixation.
- Gants non stériles.
- Container à aiguilles.
- Lunettes de protection.
- Solution hydroalcoolique.

Médicaments (liste non exhaustive)

- Adrénaline.
- Dérivés nitrés (injectables et sprays).
- Atropine.
- Lidocaïne.
- Amiodarone.
- Furosémide.
- Benzodiazépine injectable.
- Bêta-2-adrénergiques (spray et solution pour aérosol).
- Solutés de perfusion conditionnés en poche souple (NaCl à 0,9 %).
- Soluté glucosé à 30 %.

30. Cathéter artériel

L'usage du cathéter artériel présente deux avantages en réanimation :

- monitorage en continu de la pression artérielle;
- prélèvements sanguins.

Voies d'abords utilisées

- La voie radiale.
- La voie fémorale.

Matériel nécessaire à la pose d'un cathéter artériel

Pour l'infirmière et le médecin

- Casaque stérile pour le médecin.
- Casaque propre pour l'infirmière.
- Gants stériles pour le médecin.
- Gants propres pour l'infirmière.
- Charlotte et masque pour les deux.

Pour le patient

- Charlotte.
- Masque si le patient n'est pas intubé et si son état respiratoire le permet.

Produits pour l'asepsie

- Savon antiseptique *Betadine Scrub.*
- Solution antiseptique *Betadine dermique* (si utilisation d'un autre antiseptique, utiliser la même gamme pour le savon et la solution antiseptique, par exemple *Hibiscrub* et *Hibitane champ* à 0,5 %).
- Eau stérile.

Matériel stérile

- Le kit du cathéter artériel.

- Le champ, de préférence troué.
- Compresses stériles.
- Une seringue stérile de 10 ou 20 mL.
- Fil 2/0 (aiguille droite).
- Pansement transparent occlusif.

Matériel de mesure de pression

- Pochon de sérum physiologique 500 mL.
- Héparine (10 mg) par 500 mL.
- Une tête de pression.
- Une poche à pression.
- Un support de tête de pression.
- Un câble de pression.

Pose du cathéter

- Double désinfection de la peau.
- Anesthésie locale avec un patch d'*Emla* (1 h avant la pose si possible).
- Une fois le cathéter en place, vérifier sa bonne fixation à la peau et connecter la ligne de monitorage.
- Faire un pansement sec occlusif à l'aide d'un pansement transparent (type *Opsite* vert).

Gestion et surveillance du cathéter

☛ *Le zéro de référence*

- Mettre le patient à plat strict.
- Régler la hauteur de la tête de pression par rapport au malade (sur la ligne axillaire moyenne).
- Mettre en contact la tête de pression avec l'air atmosphérique et demander le zéro au niveau du moniteur.

- Réglage alarme obligatoire (systole, diastole, moyenne).
- Vérifier la bonne fixation du cathéter, la propreté et l'occlusivité du pansement : le pansement sera refait de façon stérile dès que nécessaire.
- Vérifier la bonne qualité de la courbe de pression, le reflux, le gonflage du manchon de pression à 300 mmHg. Il est impératif

de purger le système de quelques «coups de tirette» toutes les 2 h afin de lutter contre les risques de thromboses.

Les prélèvements biologiques

- Port de gants obligatoire + masque.
- Utiliser des compresses stériles bétadinées.
- Désinfecter l'orifice du robinet.
- Adapter une seringue ou un système de prélèvement et aspirer doucement 5 ml de sang, recueillir ensuite le volume désiré.
- Le bilan d'hémostase sera pratiqué sur les derniers tubes (mais avant les gaz du sang), de façon à ne pas fausser les résultats.
- Rincer la ligne et le cathéter à l'aide du sérum sous pression et de la tirette.

☛ *Attention*

Ne jamais purger avec une seringue (risque d'embolisation).

- Fermer ensuite le robinet avec un bouchon stérile.

31. Voie veineuse centrale

La pose d'une voie veineuse centrale est un acte médical dont la surveillance et l'entretien sont de la responsabilité de l'infirmier(ère).

Les voies veineuses centrales permettent de perfuser sur un gros tronc veineux des solutés, des médicaments, des produits dérivés du sang.

Les cathéters centraux peuvent avoir une lumière unique ou au contraire avoir plusieurs voies (cathéters multilumières).

Le risque principal avec les voies veineuses centrales est celui de l'infection du cathéter. Pour prévenir ce risque, il est impératif de respecter scrupuleusement les règles d'asepsie lors de la pose.

Les abords veineux les plus couramment utilisés en réanimation

- Sous-clavier.
- Jugulaire interne.
- Fémoral.

Matériel et produits nécessaires à la mise en place d'une voie veineuse centrale

Pour l'infirmière et le médecin

- Casaque stérile pour le médecin.
- Casaque propre pour l'infirmière.
- Gants stériles pour le médecin.
- Gants propres pour l'infirmière.
- Charlotte et masque pour les deux.

Pour le patient

- Charlotte.
- Masque si le patient n'est pas intubé et si son état respiratoire le permet.

Produits pour l'asepsie

- Savon antiseptique *Betadine Scrub*.
- Solution antiseptique *Betadine dermique* (si utilisation d'un autre antiseptique : utiliser la même gamme pour le savon et la solution antiseptique, par exemple *Hibiscrub* et *Hibitane champ* à 0,5 %).
- Eau stérile.

Autres produits

- Le ou les solutés à perfuser (suivant le type de cathéter).
- Un flacon de *Xylocaïne* à 2 %.

Matériel non stérile

- Une tondeuse chirurgicale.
- Un support de rampe.
- Une alèse de protection à usage unique (type Absorbex).

Matériel stérile

- Le kit de voie veineuse centrale.
- Le champ, de préférence troué.
- Compresses stériles.
- Une seringue stérile de 10 ou 20 mL.
- Une aiguille IM.
- Un ou plusieurs perfuseurs simples (en fonction du nombre de voies du cathéter).
- Fil 2/0 (aiguille droite).

Préparation du patient et des opérateurs

- La toilette du patient faite, linge de corps propre.
- Idéalement, la chambre propre, le ménage fait selon le protocole de nettoyage et désinfection en vigueur dans l'établissement, procéder à distance du ménage (> 1/2 h).
- Le lit refait avec du linge propre (prévoir également une protection pour glisser sous le dos du patient).
- Aucune allée et venue ne doit avoir lieu pendant la pose.
- Le nombre de personnes sera limité dans la chambre.

Installation du patient

- Patient en décubitus dorsal.
- Charlotte sur les cheveux.
- Masque si le patient n'est pas intubé et si son état respiratoire le permet.
- Tête tournée du côté opposé au cathéter.

Préparation du site de ponction

Par l'infirmière

L'infirmière réalise la première antisepsie cutanée.

- Nettoyage à la *Betadine Scrub.*
- Rinçage à l'eau stérile.
- Séchage avec une compresse stérile.
- Appliquer la *Betadine dermique* (respecter le temps de contact nécessaire à l'efficacité de l'antiseptique, au minimum 1 min).

Par l'opérateur

- L'opérateur effectue une deuxième antisepsie à la *Betadine dermique.*
- Mise en place du champ stérile.
- Disposition du matériel sur un champ de table stérile.

Mise en place du cathéter

- Le cathéter est déposé au dernier moment sur le champ stérile.
- Après ponction veineuse et mise en place du cathéter, on procède au raccordement des lignes veineuses avec le cathéter.
- Le retour veineux est vérifié avant de fixer le cathéter (par abaissement du flacon de perfusion en dessous du plan du patient).
- Fixation du cathéter solidement à la peau avec le fil.
- Nettoyage de la peau avec une compresse stérile imprégnée de *Betadine dermique.*
- Pose d'un pansement occlusif transparent.
- Les protège-raccords, robinets et/ou rampes sont imprégnés de *Betadine dermique* et placés sur les robinets et/ou rampes.

Les deux ou trois raccords des différentes lumières du cathéter sont protégés par un pansement adhésif semi-perméable (10 × 12 cm) ou des protège-raccords.

Effectuer un contrôle radiologique systématique près la pose

Surveillance d'une voie veineuse centrale

Faire une fiche de suivi sur le planning mural : surveillance, pansement, changement ligne veineuse et boîtier de protection).

Surveillance locale

- Surveillance du montage (robinet(s), prolongateur, rampe, etc.), s'assurer de son étanchéité et de sa propreté.
- Humidifier les mousses des boîtiers avec l'antiseptique 3 fois/24 h.
- Surveillance du pansement : la réfection du pansement s'effectue impérativement dès qu'il est souillé ou non occlusif.
- Surveillance à chaque pansement du point d'entrée, de la bonne fixation du cathéter.

☛ Signaler au médecin toute inflammation ou suintement de l'orifice cutané.

- Contrôle du reflux : le bon fonctionnement du cathéter (perméabilité, positionnement) est vérifié en effectuant un retour veineux.
- Si cathéter bouché : désobstruction du cathéter *interdite* notamment par manœuvre de surpression à la seringue. Appeler le médecin.

Réfection du pansement d'une voie veineuse centrale

Les conditions d'asepsie sont les mêmes que celles respectées lors de la pose du cathéter.

Faire le pansement selon la technique aseptique en respectant les quatre temps :

- nettoyage large jusqu'aux premiers raccords avec la *Betadine Scrub* ;
- rinçage au sérum physiologique ;
- séchage avec compresses stériles ;
- antisepsie avec la *Betadine dermique*.

Noter la date de réfection du pansement, l'état local du cathéter, et planifier la date du prochain pansement.

Rythme de réfection du pansement

- Premier pansement : 48 h.
- Pansements suivants : en moyenne deux fois par semaine.

La réfection du pansement est impérative dès qu'il est souillé ou non occlusif.

Entretien des lignes veineuses

Toute manipulation sur la ligne veineuse s'effectue dans des conditions d'asepsie rigoureuses, en respectant la notion de système clos toutes les fois où ce sera possible, et en réduisant les manipulations.

Principes à respecter

- Lavage simple des mains avant toute manipulation.
- Manipulation entre des compresses stériles imbibées de solution antiseptique.
- Protection des robinets, raccords, rampes par des boîtiers de protection (imbibés de quelques gouttes d'antiseptique).

Remarques importantes

- Le prolongateur à proximité immédiate du pavillon du cathéter n'est pas changé pendant l'entretien.
- Le reste de la ligne veineuse (rampe, tubulures, raccords, etc.) doit être changé deux fois par semaine, le jour de la réfection du pansement.
- En cas de transfusion sanguine le changement de la ligne est immédiat (faire un rinçage de la tubulure après transfusion).
- Les boîtiers de protection des robinets, raccords et rampes (de taille adaptée) sont changés tous les 5 à 7 jours.

32. Intubation

Objectifs

Assurer une ventilation efficace et/ou protéger les voies respiratoires chez tout patient en détresse vitale : détresse respiratoire, coma, état de choc.

La ventilation peut être manuelle (au ballon) ou mécanique (grâce à un respirateur).

Principe

Introduction d'une sonde dans la trachée à travers l'orifice glottique. Elle peut se faire par le nez ou la bouche.

Matériel

- Chariot d'urgence avec plateau d'intubation en chambre.
- Un champ stérile, masques, charlotte, gants stériles, tabliers, lunettes de protection.
- *Sonde d'intubation* (calibre à faire préciser par le médecin) dont le ballonnet doit être vérifié avant l'intubation (insufflation d'air à la seringue) puis vidé, lubrifiée au spray siliconé à l'intérieur comme à l'extérieur. Respecter l'asepsie de la sonde.
- Plateau d'intubation comprenant :
  - laryngoscope (faire également préciser lame) monté, la lumière doit être vérifiée avant le geste ;
  - pince de Magill.
- Canule de Guédel.
- Mandrin semi-rigide.
- Matériel de ventilation manuelle et d'aspiration montés et vérifiés rapidement.
- Seringue.
- Raccord annelé.
- Ventilateur au choix du médecin, monté, branché, testé, prêt.

Réglage de première intention : fraction inspirée en oxygène (FIO_2) : 100 %, mode ventilation contrôlée, volume courant (VT) : 10 mL/kg, fréquence à 12 par minute.

- Une sonde gastrique + une seringue pour vider l'estomac.
- Stéthoscope.
- Médicaments : drogues sédatives, flacon de *Xylocaïne*.

Le déroulement de l'intubation

Après une pré-oxygénation au ballon.

- Sédation du patient.
- Patient en position horizontale.
- Tête en hyperextension.
- Mise en place du laryngoscope pour exposer la glotte.
- Introduction de la sonde d'intubation au travers des cordes vocales, le ballonnet étant placé juste en dessous des cordes vocales.
- Inflation du ballonnet pour assurer le maintien de la sonde d'intubation.
- Vérification du bon positionnement de la sonde : ventilation au ballon en s'assurant du bon passage de l'air dans les deux champs pulmonaires (auscultation au stéthoscope).
- Fixation de la sonde grâce au cordon.
- Connexion de la sonde au raccord annelé lui-même relié au respirateur qui aura été préalablement réglé.
- Pose d'une sonde gastrique mise en aspiration douce.
- Radiographie systématique de contrôle pour s'assurer du bon positionnement de la sonde.

Conduite à tenir IDE

Le rôle de l'IDE est fondamental lors de l'intubation, tant auprès du malade qu'auprès du médecin puis dans la surveillance du patient ventilé.

Auprès du malade

- Informer le patient du geste, lui parler, le rassurer, le prévenir qu'il ne pourra plus parler.
- Retirer les prothèses dentaires.
- Poser perfusion pour avoir un abord veineux.
- Surveillance du scope.

Auprès du médecin

Collaboration étroite lors de la procédure d'intubation.

Surveillance

- Paramètres de ventilation : fraction inspirée en oxygène (FIO_2), fréquence respiratoire (FR), volume courant (VT), pression expiratoire positive (PEEP).
- Paramètres vitaux tout au long du geste : saturation pulpaire en oxygène (SpO_2), fréquence cardiaque (FC), FR.
- Coloration.
- Sédation.
- Bon positionnement de la sonde, et de sa bonne fixation.
- Transmissions écrites :
  - noter : la date de l'intubation, le diamètre de la sonde d'intubation, la longueur externe du tube;
  - noter sur le dossier de soins :
    - les réactions du patient,
    - la surveillance : aspect des sécrétions, paramètres de ventilation, paramètres vitaux,
    - les éventuels incidents ou accidents (désaturations, bradycardie, hémorragie, etc.).

Conduite à tenir IDE

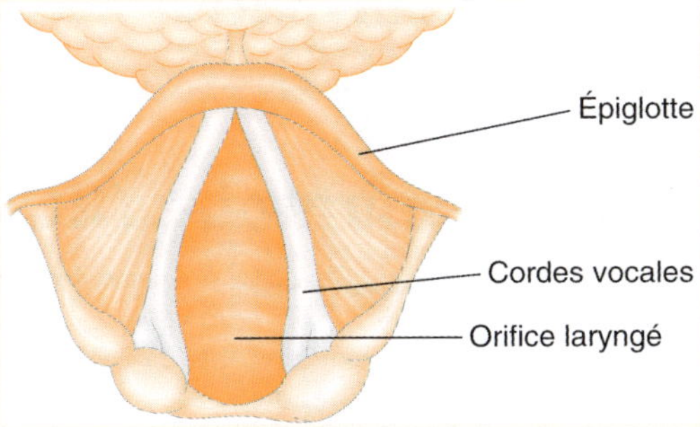

Orifice laryngé

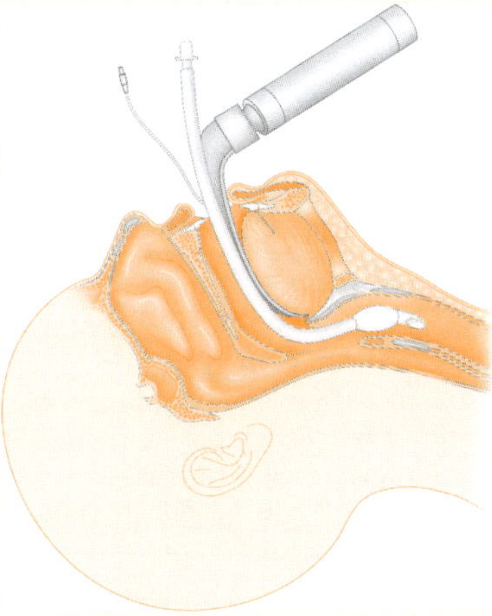

Position du laryngoscope et de la sonde d'intubation

33. Massage cardiaque externe (MCE) Réanimation cardio-respiratoire (RCP)

Rappels des règles du secours à victime : protéger, alerter, secourir

Protéger : il est en effet indispensable d'éviter le suraccident, tant à la victime qu'à celui qui lui porte secours. Il faut donc s'assurer de la non-dangerosité de l'environnement avant d'intervenir (notamment le risque d'électrocution, souvent sous-estimé et à l'origine de nombreux suraccidents). Il ne faut pas déplacer une victime, sauf en cas de danger imminent.

Alerter : il faut évidemment alerter au plus vite, avant même de porter secours. La réanimation cardio-respiratoire (RCP) commencée ne devant pas être arrêtée, il est obligatoire d'alerter auparavant, chose beaucoup plus difficile à faire une fois la réanimation commencée si on se trouve seul. À plusieurs, déléguer les tâches.

Secourir : tout d'abord, il convient de s'assurer de l'état de conscience, de la liberté des voies aériennes supérieures et de contrôler pouls et respiration sur plusieurs secondes.

L'arrêt cardio-respiratoire

Sans activité cardiaque, les organes ne sont plus perfusés, et l'oxygène n'arrivant plus, on note très rapidement une souffrance cellulaire. C'est particulièrement le cas du cerveau dont les premiers signes de lésion apparaissent dès les premières minutes d'arrêt, devenant progressivement irréversibles, les chances de survie étant quasi nulles arrivé à la huitième minute.

L'objectif de la RCP est de remédier à ce processus en suppléant à l'arrêt des fonctions respiratoire et cardiaque. La RCP aura d'autant plus de chances de succès qu'elle sera débutée précocement.

Le diagnostic

Il se fait à l'observation de l'absence de pouls carotidien ou fémoral pendant 5 à 10 secondes, à l'inconscience, patient aréactif, accompagné d'une absence de respiration.

La démarche diagnostique doit se faire le plus rapidement possible et pour débuter immédiatement la RCP.

La prise en charge : l'ABC de la RCP

Elle doit débuter le plus tôt possible.

A : airway, B : breathing

S'assurer de la liberté des voies aériennes supérieures (VAS). Si besoin, retirer les corps étrangers visibles, s'aider d'une Magill si besoin.

Maintient des VAS en hyperextension, éventuellement canule de Guédel si chute de langue.

L'apport d'oxygène doit également être le plus précoce possible.

La suppléance de la ventilation doit se faire au ballon autogonflant à valve unidirectionnelle (BAVU) :

- deux insufflations pour quinze MCE hors intubation ;
- en continu une fois intubé.

Sans BAVU, la suppléance peut être assurée par bouche à bouche avec contrôle de l'efficacité par le soulèvement du thorax.

C : circulation

Il s'agit de suppléer à l'arrêt cardiaque par le MCE.

Celui-ci se fait en appuyant la paume de la main sur le tiers inférieur du sternum, sur une amplitude d'environ 4 cm et à une fréquence de 100 battements par minute. L'appui doit se faire sur le sternum uniquement, jamais sur les côtes. Les bras doivent être tendus.

Pratiquement, on réalise deux insufflations, trente battements et on recommence ce cycle quatre fois, puis on contrôle la reprise ou non de l'activité cardio-pulmonaire. En cas d'échec, reprise de la RCP 5 minutes avant recontrôle, le rythme devant être de 100 battements par minute.

Le MCE se fait sur plan dur, ce qui exclu une RCP sur un lit ou un brancard, à moins de glisser une planche destinée à cet effet.

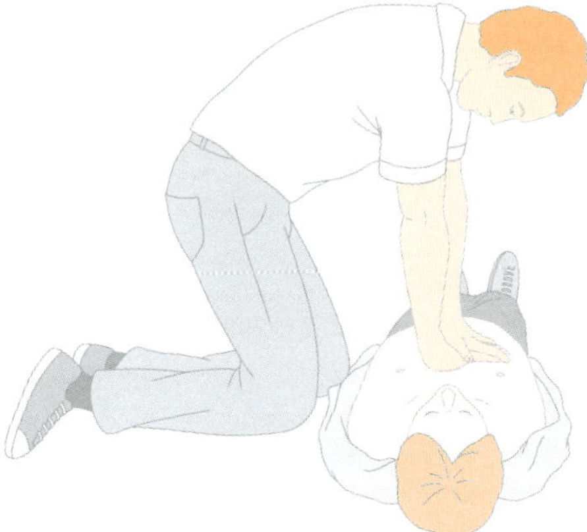

Position du réanimateur

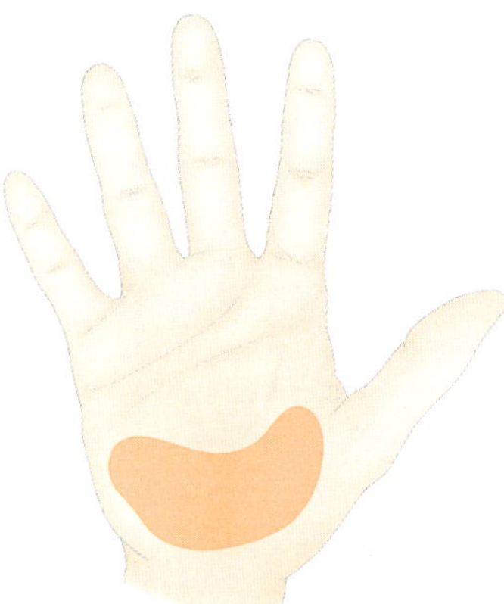

Talon de la main

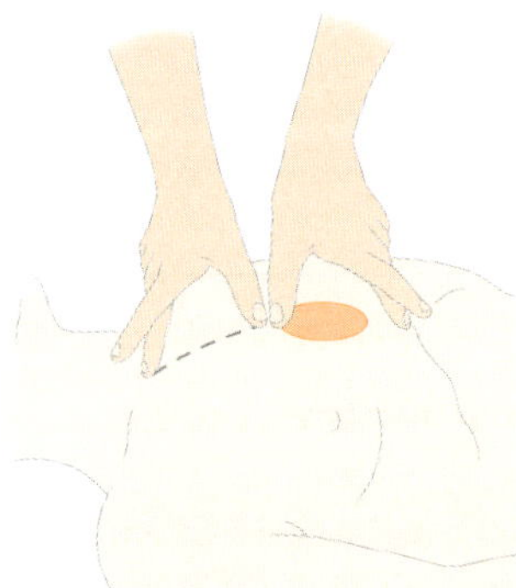

Zone d'appui

Massage cardiaque externe

34. Choc électrique externe (CEE)

Le défibrillateur, qu'il soit manuel ou semi-automatique, est essentiellement constitué par un condensateur de forte capacité susceptible d'emmagasiner une certaine quantité d'énergie électrique entre ses deux plaques.

Le principe de la défibrillation repose sur l'administration par voie transthoracique d'une décharge électrique. Ce choc électrique externe (CEE) vise à provoquer la dépolarisation d'une certaine « masse critique » de tissu myocardique afin de rompre le circuit de réentrée responsable du trouble du rythme et de permettre ainsi au pacemaker sinusal de reprendre son activité physiologique normale.

L'apparition de nouveaux appareils dénommés défibrillateurs semi-automatiques (DSA), autorise désormais un certain nombre de personnels non-médecins à délivrer un CEE.

Indications

En situation d'urgence lors d'une réanimation cardiaque

Le choc se déroule au lit du patient. Le CEE se déroule lors de la réanimation ; dans ce cas, il vise à réduire un trouble du rythme grave qui met en jeu la vie du patient.

Le plus souvent, il s'agit de :

- tachycardie ventriculaire (TV) déclenchée ;
- fibrillation ventriculaire (FV) qui s'accompagne d'un état de mort apparente.

En situation programmée

Le choc se déroule en salle d'examen après une préparation spécifique. Il consiste en l'envoi d'une décharge électrique pour réduire le trouble du rythme qui en général se situe au niveau auriculaire.

Les indications les plus fréquentes sont :

- fibrillation auriculaire (FA) : activité anarchique des oreillettes ;
- flutter auriculaire : activité auriculaire régulière mais très rapide à 300 par minute.

Dans ce cas de figure, le CEE est réalisé sous anesthésie générale.

Préparations (en cas d'examen programmé)

Préparation de la personne soignée

- Hospitalisation en service de cardiologie.
- Bilan sanguin : ionogramme sanguin, hémostase, NFS.
- Électrocardiogramme (ECG), pour avoir un tracé de référence, vérification ultime d'un retour en rythme sinusal.
- Consultation avec l'anesthésiste : 48 h au moins avant en cas de choc programmé.
- Explication du CEE au patient.
- Signature de la feuille de consentement.

Préparation du matériel

Tester au préalable

- Défibrillateur.
- Deux poignées munies de poignées isolantes.
- Une électrode sur le bord droit du sternum.
- Une électrode en regard de la pointe du cœur.
- Appareil à ECG pour avant et après le choc.
- Tensiomètre avant et après le choc.

Nécessaire

- Matériel d'anesthésie.
- Chariot d'urgence.

Personnes soignantes présentes

- IDE.
- Anesthésiste.
- Cardiologue.

Déroulement du CEE

- Le malade est installé : en position de décubitus dorsal sur la table d'examen, thorax découvert.

- Prothèses dentaires enlevées.
- Patient à jeun, perfusé.
- L'anesthésiste endort la personne.
- Les électrodes et les plaques de gel sont placées sur le thorax du patient.
- la décharge est délivrée : 220 à 300 joules.
- L'IDE observe le tracé et le patient.
- Si le rythme cardiaque revient au rythme sinusal, le résultat est satisfaisant, sinon il y a un second essai dans la foulée selon avis médical.
- Dans les deux cas : ECG après le choc.
- Réveil rapide du patient.
- Première surveillance effectuée en salle d'examen puis au lit du malade.
- À partir de la reprise du réflexe de déglutition (2 à 3 h après) : reprise de la boisson et de l'alimentation.
- Surveillance de la peau au niveau des électrodes : *Biafine* si brûlures.

Incidents/accidents

- Brûlures à l'emplacement des électrodes.
- Bradycardie.
- Persistance des troubles du rythme.
- Embolie.
- Arrêt cardiaque, décès.

35. Échelle de Glasgow

Définition

Il est important d'apprécier le niveau d'altération de la conscience et son évolution dans le temps. Pour cela, différents scores ont été proposés, le plus couramment utilisé étant le score de Glasgow initialement créé pour la surveillance des traumatisés crâniens.

C'est une échelle allant de 3 (coma profond) à 15 (personne parfaitement consciente), et qui s'évalue sur trois critères :

- ouverture des yeux ;
- réponse verbale ;
- réponse motrice.

Chaque critère reçoit une note ; le total global est la somme de ces notes, mais les notes individuelles doivent être également considérées.

Par exemple, un muet aura toujours une réponse verbale de 1 même s'il est parfaitement conscient, son total maximal sera alors de 11 et non pas de 15.

De tels éléments complémentaires sont indispensables pour une évaluation neurologique correcte.

C'est pourquoi, lors d'un bilan transmis par liaison radio d'un secouriste vers le médecin régulateur, il convient de *toujours* préciser le détail du score de Glasgow. Par exemple : E4-M6-V5 (E pour *eyes*, « yeux » en anglais, M pour « réponse motrice », V pour « réponse verbale »).

L'échelle de Glasgow

Échelle de Glasgow adulte

Ouverture des yeux	Réponse verbale	Réponse motrice
1 : Nulle	1 : Nulle	1 : Nulle
2 : À la douleur	2 : Incompréhensible	2 : Extension stéréotypée (rigidité décérébrée)
3 : Au bruit	3 : Inappropriée	3 : Flexion stéréotypée (rigidité de décortication)
4 : Spontanée	4 : Confuse	4 : Évitement
	5 : Normale	5 : Orientée
		6 : Aux ordres

La notion d'inconscience en premiers secours correspond globalement à un total inférieur 8.

Échelle de Glasgow pédiatrique

L'échelle a été adaptée aux enfants.

Ouverture des yeux (idem adulte)	Réponse verbale (–5 ans)	Réponse motrice
1 : Nulle	1 : Nulle	1 : Nulle
2 : À la douleur	2 : Grognements à la douleur	2 : Extension stéréotypée (rigidité décérébrée)
3 : Au bruit	3 : Cris, pleurs à la douleur	3 : Flexion stéréotypée (rigidité de décortication)
4 : Spontanée	4 : Enfant irritable, pleurs continuels	4 : Évitement à la douleur
	5 : Normale (lallation, gazouillis)	5 : Évitement au toucher
		6 : Spontanée

PARTIE 4

Médicaments et transfusion

36. Transfusion

Définitions et rappels

Le sang

Le sang est composé de deux catégories d'éléments : le plasma et les cellules.

Le plasma

Le plasma contient de l'eau, des protéines (albumine, immunoglobulines), des facteurs de coagulation, des sels minéraux.

Les cellules

- Les globules rouges (GR) ou hématies, qui assurent le transport de l'oxygène.
- Les globules blancs ou leucocytes, qui participent aux défenses de l'organisme et qui regroupent les polynucléaires neutrophiles, les éosinophiles, les basophiles, les monocytes et les lymphocytes.
- Les plaquettes, qui participent à l'hémostase.

Les produits sanguins

En France, tous les produits sanguins proviennent de dons bénévoles, anonymes, volontaires et gratuits.

Ils sont classés en deux grandes catégories : produits labiles et produits stables.

Les produits sanguins labiles

Ils regroupent :

- les concentrés de globules rouges (CGR);
- les concentrés plaquettaires;
- les plasmas (plasmas frais congelés, plasma d'aphérèse sécurisé, plasma viroatténué);
- les concentrés de granulocytes d'aphérèse.

L'utilisation de ces produits est régie par des règles de compatibilité, et leur surveillance dépend de l'hémovigilance.

Les produits sanguins stables

Ils sont préparés à partir du plasma. Ils correspondent à :

- l'albumine;
- les immunoglobulines;
- les facteurs de coagulation;
- les inhibiteurs des facteurs de coagulation.

Ces produits n'obéissent pas aux règles de compatibilité.

Le groupe sanguin et les règles de compatibilité

On définit le groupe sanguin d'un sujet au regard des antigènes présents à la surface de ses hématies.

Il existe une quarantaine d'antigènes à la surface des globules rouges, dont le pouvoir d'induire une réaction immunitaire est variable. Le respect le plus strict de la compatibilité entre le sang du donneur et celui du receveur est fondamental. On classe ces antigènes en différents groupes dont les trois principaux sont :

- le groupe ABO;
- le groupe Rhésus;
- le groupe Kell.

Le système ABO

Le groupe sanguin est défini par la présence ou l'absence des antigènes (Ag) A et/ou B à la surface des hématies.

Le groupe A possède l'antigène A à la surface des hématies, et des anticorps anti-B dans son plasma.

Le groupe B possède l'antigène B à la surface des hématies, et des anticorps anti-A dans son plasma.

Le groupe AB possède les antigènes A et B à la surface des hématies, et pas d'anticorps anti-A ni anti-B dans son plasma.

Le groupe O ne possède ni antigène A ni antigène B à la surface des hématies, il possède par contre des anticorps anti-A et anti-B dans son plasma.

Les anticorps anti-A et anti-B sont dits « naturels » car ils existent en dehors de toute transfusion. Leur présence systématique est à l'origine des règles de *compatibilité obligatoire* dans le système ABO lors des transfusions de globules rouges ou de plasma.

Transfusion de globules rouges

Le principe est de transfuser des globules rouges (GR) « compatibles » avec le plasma du receveur, c'est-à-dire des globules rouges ne possédant aucun des antigènes de membrane contre lesquels il existe des anticorps dans le plasma du receveur :

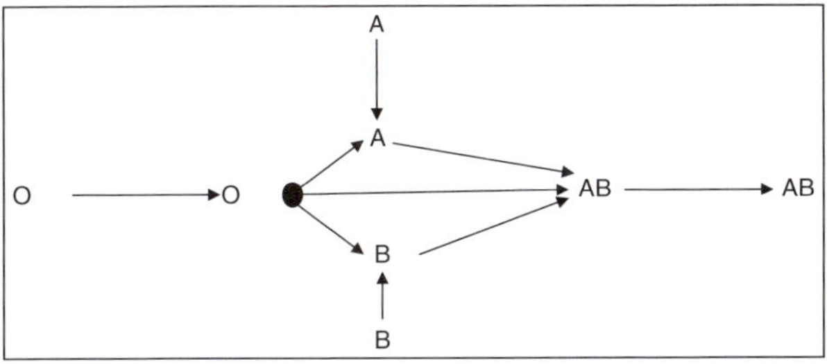

Un patient du groupe O peut donner des GR à tous les patients (O, A, B et AB) : c'est un *donneur universel* car il ne porte aucun antigène du système ABO à la surface de ses GR.

En revanche, il ne peut recevoir que du sang du groupe O car il a dans son plasma des anticorps anti-A et anti-B.

Un patient du groupe A peut donner des GR aux patients des groupes A et AB car il porte comme eux l'antigène A à la surface de ses GR.

Il peut recevoir du sang d'un donneur A ou d'un donneur O.

Un patient du groupe B peut donner des GR aux patients des groupes B et AB car il porte comme eux l'antigène B à la surface de ses GR.

Il peut recevoir du sang d'un donneur B ou d'un donneur O.

Un patient du groupe AB ne peut donner des GR qu'aux patients AB car il porte comme eux les antigènes A et B à la surface de ses GR.

En revanche, il peut recevoir du sang de tous les patients, car il n'a aucun anticorps ABO dans son plasma : c'est un *receveur universel*.

Transfusion de plasma

Le principe est ici inversé par rapport à la transfusion de GR. En effet, il s'agit ici de transfuser au receveur du plasma ne possédant aucun anticorps qui pourrait agir contre les GR du receveur.

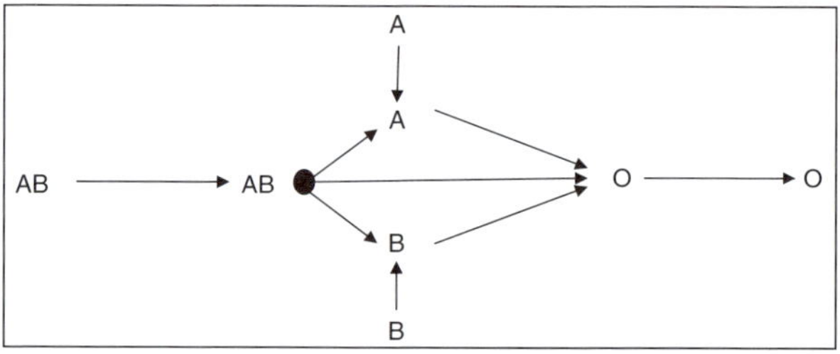

Un patient du groupe AB peut donner du plasma à tous les patients (O, A, B et AB) car son plasma ne contient aucun anticorps du système ABO.

En revanche, il ne peut recevoir que du plasma du groupe AB, car il a des antigènes A et B à la surface de ses GR.

Un patient du groupe A peut donner du plasma aux patients des groupes A et O car son plasma contient des anticorps anti-B.

Il peut recevoir du plasma d'un donneur A ou d'un donneur AB.

Un patient du groupe B peut donner du plasma aux patients des groupes B et O car son plasma contient des anticorps anti-A.

Il peut recevoir du plasma d'un donneur B ou d'un donneur AB.

Un patient du groupe O ne peut donner son plasma qu'aux patients du groupe O car son plasma contient des anticorps anti-A et anti-B.

Il peut recevoir du plasma de tous les patients.

Les autres groupes

Le groupe Rhésus

Le système Rhésus est un système complexe de plusieurs dizaines d'antigènes. L'antigène principal de ce groupe est l'antigène D. Lorsqu'il est présent, le sang testé est dit Rhésus + (Rh+), et lorsqu'il est absent, le sang testé est dit Rhésus - (Rh–). Il existe d'autres antigènes dans ce groupe (C, c, E, e).

À l'état naturel, il n'existe pas d'anticorps anti-D.

Ces anticorps peuvent apparaître après une immunisation :

- soit transfusionnelle, après perfusion de GR d'un Rhésus différent de celui du receveur;
- soit fœto-maternelle, par passage d'hématies d'un fœtus Rh+ dans la circulation sanguine d'une mère Rh–. Il est donc indispensable d'injecter du sérum anti-D chez toute femme Rh– lors de l'accouchement ou lors de tout saignement pendant la grossesse. Cette injection évite à l'organisme de la mère de fabriquer des anticorps anti-D, qui pourraient provoquer une réaction immunitaire lors d'une grossesse future d'un bébé Rh+.

La compatibilité Rhésus doit être respectée au même titre que la compatibilité ABO car le risque d'immunisation est important.

Les autres groupes

À côté des systèmes ABO et Rhésus, il existe d'autre système d'antigène. Le plus important d'entre eux est le système Kell, caractérisé par la présence ou l'absence de l'antigène K. Les autres sont de moindre importance, comme les systèmes Duffy, Kidd, Lewis, etc.

Les règles de compatibilité Rhésus et Kell

- Pas de transfusion de sang Rh+ à un patient Rh–.
- Respect du phénotype Rhésus et Kell, surtout pour les femmes en âge de procréer et les patients polytransfusés.

Les agglutinines irrégulières

Les agglutinines irrégulières sont des anticorps dirigés contre les antigènes des systèmes Rhésus, Kell, Duffy, Lewis, etc.

La recherche de ces agglutinines irrégulières (RAI) est obligatoire avant toute transfusion (elle doit dater de moins de 72 h), et permet d'éviter les réactions transfusionnelles dues à ces anticorps. Lorsque la recherche de RAI est positive, il faut utiliser du sang compatibilisé pour accroître la sécurité transfusionnelle.

Les complications de la transfusion

Les complications immunologiques

Hémolyse aiguë

Accident grave, potentiellement mortel, lié à l'incompatibilité ABO entre le sang du donneur et celui du receveur.

Les symptômes surviennent dans les premières minutes de la transfusion, et se caractérisent par une sensation de malaise, des douleurs diffuses, de la fièvre et des frissons, puis rapidement apparaissent les signes de choc.

Il faut alors, *en urgence*, interrompre la transfusion, et prévenir le médecin. Le traitement est essentiellement symptomatique.

Hémolyse retardée

Tableau apparaissant en général plusieurs jours après la transfusion, se caractérisant essentiellement par un ictère et une inefficacité de la transfusion.

Cet accident est en général non grave et est lié à une agglutinine irrégulière passée inaperçue.

Syndrome frisson-hyperthermie

Associant de la fièvre et des frissons au décours de la transfusion. L'évolution est toujours favorable.

Ce syndrome est assez fréquent, notamment lors de la transfusion de plaquettes ou de plasma. Il peut être prévenu par l'administration au préalable d'antihistaminique voire de corticoïdes.

Manifestations allergiques

Essentiellement prurit et érythème. Fréquentes lors de la transfusion de plaquettes ou de plasma. Elles peuvent être prévenues par l'administration au préalable d'antihistaminique voire de corticoïdes.

Les complications infectieuses

Choc septique

Très grave, pronostic vital engagé.

Lié soit à une bactériémie chez le donneur lors du prélèvement, soit à une faute d'asepsie lors du don, soit à de mauvaises conditions de conservation des produits sanguins.

Les signes cliniques sont ceux du choc septique (*cf.* fiche n° 4).

Il faut alors arrêter immédiatement la transfusion et prévenir le médecin pour débuter le traitement en urgence.

Transmission de maladies virales

Ces risques sont très faibles.

Il s'agit essentiellement des hépatites B et C, et du VIH. Ces risques sont prévenus par la sélection des donneurs, le dépistage de l'infection dans le sang des donneurs, et par l'utilisation de produits d'inactivation virale.

Transmission de maladies parasitaires

Il s'agit essentiellement du paludisme. Ce risque est prévenu par la sélection des donneurs.

Les complications de surcharge

Surcharge volémique

Liée à une transfusion souvent trop rapide, notamment chez le sujet âgé ou insuffisant cardiaque. Le tableau est alors celui d'un œdème pulmonaire.

Hémochromatose posttransfusionnelle

Complication tardive chez des patients polytransfusés, liée à une accumulation de fer dans les tissus et pouvant se traduire par une cirrhose ou une insuffisance cardiaque.

Conduite à tenir IDE

Avant la transfusion

- Vérifier la présence d'une carte de groupe valide (deux déterminations du groupe ABO et Rhésus sur deux prélèvements différents, avant toute transfusion).
- (*NB* : phénotypage plus large obligatoire chez les femmes non ménopausées, chez les sujets RAI+ et chez les sujets polytransfusés.)
- Vérifier le résultat des RAI devant dater de moins de 72 h.
- Vérifier la présence du dossier transfusionnel du patient, avec les étiquettes du patient.
- Vérifier que les sérologies prétransfusionnelles ont été prélevées (sérologies HIV, hépatite B et C et transaminases).

☛ *Règles de prélèvement pour le groupage*

- Vérification de l'identité : nom, prénom et date de naissance (déclinés par le patient).
- Étiquetage du tube au lit du malade.
- Règles des deux déterminations : deux prélèvements différents effectués par deux personnes différentes.

En cas d'urgence vitale

- Réalisation des prélèvements avant la transfusion.
- Transfusion immédiate par du sang O négatif sans attendre le résultat du groupage.

À la réception des produits sanguins

- S'assurer du respect de la chaîne du froid.
- S'assurer de la concordance entre le produit commandé et celui reçu.
- S'assurer de la concordance entre l'identité du patient et celle de la carte de groupe.
- S'assurer de la bonne conservation des produits :
  - à conserver au froid, et transfusion dans les 6 h pour les culots globulaires et le plasma ;
  - transfusion dès l'arrivée pour les plaquettes.

▶

Conduite à tenir IDE

Au lit du malade

- Contrôle de la validité de la carte de groupe et des RAI.
- Contrôle du dossier transfusionnel (sérologies prétransfusionnelles prélevées).
- Réalisation du *contrôle prétransfusionnel ultime* (CPU), obligatoire, par l'infirmière qui va réaliser la transfusion – *cf.* encadré ci-dessous.
- Mise en route de la transfusion à l'aide du perfuseur dédié (filtre antiagrégats) et de la tubulure, en transfusant lentement au début.
- Surveillance :
  - au lit du malade pendant les dix premières minutes (période de survenue des accidents graves),
  - contrôle des constantes régulièrement pendant toute la transfusion (pouls, pression artérielle),
  - signalement de tout incident pendant la transfusion (appel immédiat du médecin et du centre de transfusion).

Après la transfusion

- Remplir la fiche transfusionnelle.
- Remplir la fiche d'hémovigilance.

☛ *Le contrôle prétransfusionnel ultime*

Ce contrôle est obligatoire et doit être réalisé au lit du malade par l'infirmière qui va réaliser la transfusion.
Il nécessite :

- vérification de la concordance entre l'identité du patient et celle mentionnée sur la carte de groupe ;
- vérification de la concordance entre le groupe mentionné sur la carte de groupe et celui mentionné sur la poche de sang ;
- réalisation de la réaction de Beth Vincent qui permet de vérifier le groupe ABO du sang du patient et de la poche de sang.

37. Concentrés globulaires (CG)

Les différents types de CG

CG standard

Durée de conservation de 42 jours.

Ce produit contient une grande quantité de leucocytes et de plaquettes du donneur.

CG déleucocyté

Dans ce produit, la quasi-totalité des leucocytes a été éliminée.

Deux indications principales :

- chez les patients immunisés (anticorps anti-HLA+) ;
- pour éviter l'immunisation HLA chez les patients polytransfusés ou en attente de transplantation.

CG déplasmatisé

Dans ce produit, la quasi-totalité des protéines plasmatiques résiduelles a été éliminée.

Ces CG sont indiqués lorsqu'il existe une immunisation vis-à-vis de certaines protéines plasmatiques.

CG phénotypé

Il s'agit de concentrés immunologiquement sélectionnés au-delà de la simple détermination ABO et Rhésus (phénotypage étendu).

Indications principales :

- pour les femmes en âge de procréer et les patients polytransfusés ;
- pour éviter les accidents transfusionnels chez les patients immunisés.

CG compatibilisé

Il s'agit de concentrés immunologiquement sélectionnés de façon personnalisée pour le receveur. Les CG sont testés vis-à-vis du sérum du patient.

Ces culots sont indiqués chez les patients qui ont des RAI positives.

CG irradié

L'irradiation rend les lymphocytes du donneur incapables de développer une réaction du greffon contre l'hôte.

Ces culots sont utilisés chez les patients immunodéprimés (notamment après greffe de moelle).

En pratique

- Les CG doivent être transportés et conservés à une température constamment comprise entre +2 °C et +8 °C (contrôlée par indicateurs de température).
- Le transport doit être réalisé exclusivement dans les conteneurs isothermes *rouges* prévus à cet usage ; aucun autre produit ne doit être transporté dans ces conteneurs.
- La transfusion doit être réalisée dès l'arrivée du produit dans l'unité de soins.
- Les produits non immédiatement transfusés (par exemple, second CG d'un épisode transfusionnel) doivent être transférés dans un réfrigérateur du service (zone à +4 °C, réservée à cet usage).

38. Concentrés plaquettaires (CP)

Indication

Utilisés en cas de thrombopénie.

Les différents CP disponibles

Concentré standard de plaquettes

Obtenu par mélange de plaquettes provenant de plusieurs donneurs. Ces culots contiennent de nombreux leucocytes des donneurs.

Les autres types de concentrés plaquettaires

- Concentré de plaquettes d'aphérèse : obtenu à partir d'un seul donneur, ils permettent de réduire le risque d'immunisation.
- CP déleucocyté.
- CP phénotypé.
- CP déplasmatisé.

En pratique

Les CP doivent être transportés dans les conteneurs isothermes *jaunes* prévus à cet usage.

Ils doivent être transfusés dès l'arrivée dans l'unité de soins.

39. Plasma frais congelé (PFC)

Définition

Le PFC est utilisé chez les patients en raison des facteurs de coagulation qu'il contient.

On préfère utiliser aujourd'hui du plasma viro-inactivé, obtenu après mélange de plusieurs dons de plasma soumis à l'action de produits virucides.

Indications

On retiendra trois indications :

- hémorragie aiguë entraînant un déficit global des facteurs de coagulation ;
- coagulation intravasculaire disséminée (CIVD) ;
- déficit congénital isolé d'un facteur de la coagulation pour lequel il n'existe de produit spécifique de substitution.

Les PFC en pratique

- Les PFC doivent être transportés dans les conteneurs isothermes *jaunes* prévus à cet usage.
- Le PFC est délivré décongelé par l'établissement de transfusion sanguine (la décongélation est obtenue en 20 à 30 min).
- Ce PFC doit être transfusé :
  - au mieux dans les 3 h, pour préserver l'intégrité des facteurs de coagulation les plus labiles ;
  - impérativement dans les 6 h suivant la décongélation.

En conséquence, la prescription doit comporter, impérativement et légalement, la date et l'heure souhaitées pour la délivrance de ce produit.

☛ En aucun cas, un PFC décongelé ne doit être recongelé.

40. Solutés de remplissage

Principe

Les solutés de remplissage sont utilisés pour assurer le remplissage vasculaire.

Le but du remplissage vasculaire est la correction d'un déficit volémique absolu ou relatif. L'hypovolémie absolue correspond à la diminution de la masse sanguine (hémorragie, diminution de la masse plasmatique). L'hypovolémie relative est liée à une inadéquation entre contenant (par exemple : vasodilatation) et contenu.

Les solutés de remplissage se subdivisent en deux catégories :

- les solutés micromoléculaires, ou cristalloïdes, qui agissent essentiellement par le biais de l'osmolalité ;
- les solutés macromoléculaires, ou colloïdes, qui agissent essentiellement par un pouvoir oncotique.

41. Cristalloïdes

Ils se subdivisent en solutés isotoniques et solutés hypertoniques.

Les solutés isotoniques

Les produits : chlorure de sodium 9 % (sérum physiologique), *Ringer lactate, Ringer.*

Leur efficacité volémique est faible : seul 1/4 à 1/5 du volume perfusé reste dans le secteur intravasculaire. Le reste passe dans le secteur interstitiel, exposant au risque d'inflation hydrosodée de ce secteur.

Pour compenser une hypovolémie, il faut donc injecter quatre à cinq fois le volume à compenser. Par exemple : perte de 500 mL de masse sanguine ⇒ injection de 2000 mL de soluté isotonique!

Durée d'efficacité : de 1 à 3 h.

Les avantages de ces produits sont leur faible coût, et qu'ils ne présentent pas de risque anaphylactique.

Indication : compensation des hypovolémies modérées.

Les solutés hypertoniques

Les produits : sérum salé hypertonique.

Il provoque un apport massif de sodium, entraînant une mobilisation de l'eau intracellulaire vers le milieu extracellulaire.

L'effet d'expansion volémique est identique à celui des colloïdes pour une perfusion de 4-6 mL/kg.

Les effets secondaires sont une hypernatrémie, une hyperosmolarité, une majoration du saignement.

42. Colloïdes

Ils comportent des colloïdes naturels et des colloïdes synthétiques.

Les colloïdes naturels

Les produits : albumine. L'albumine humaine est obtenue par fractionnement du plasma humain et traitement par chauffage.

Elle existe sous forme de soluté à 4 % (légèrement hypo-oncotique) et de soluté à 20 % (hyperoncotique).

Le pouvoir d'expansion volémique d'une solution à 4 % est de 0,7 à 0,8 l/l perfusé. (Il faut donc apporter 1,2 l d'albumine à 4 % si l'on veut compenser une perte de 1 L de masse sanguine.)

Durée d'efficacité : 6 à 8 h.

Les inconvénients de son utilisation sont :

- coût élevé +++;
- rares réactions anaphylactoïdes (0,099 %);
- transmission d'agents non conventionnels.

Les indications sont de ce fait limitées : l'albumine est utilisée en première intention chez la femme enceinte (autres colloïdes non autorisés), pour le remplissage vasculaire en chirurgie hépatique et chez le brûlé.

Les colloïdes de synthèse

Ils appartiennent à trois grandes familles : les dextrans, les gélatines et les hydroxyéthylamidons.

Les dextrans

Polysaccharides monocaténaires d'origine bactérienne.

Leur pouvoir d'expansion volémique est variable mais au moins équivalent à 1.

La durée d'efficacité varie entre 4 et 8 h.

Effets secondaires nombreux :

- réactions anaphylactoïdes sévères ;
- accidents fœto-maternels avec choc maternel et fœtal (par passage d'anticorps antidextran de type IgG), contre-indiquant leur emploi au cours de la grossesse ;
- troubles de l'hémostase avec baisse des facteurs de coagulation et anomalies des fonctions plaquettaires ;
- insuffisance rénale.

Les gélatines

Polypeptides obtenus par hydrolyse du collagène d'origine animale.

Leur pouvoir d'expansion volémique est identique, proche de 0,8.

Leur durée d'action varie entre 4 et 5 h.

Les effets secondaires sont :

- réactions anaphylactoïdes : 0,35 % ;
- chocs maternels décrits sans atteinte fœtale directe par le biais d'IgE (ne traversent pas la barrière), d'où contre-indication de leur emploi en obstétrique ;
- diminution de l'agrégation plaquettaire.

Les hydroxyéthylamidons (HEA)

Polysaccharides modifiés, extraits du maïs riche en amylopectine.

Le pouvoir d'expansion volémique est compris entre 1 et 1,4.

La durée d'efficacité est très longue pour l'*Elohès* (12–18 h) et comprise entre 4 et 8 h pour les autres.

Effets secondaires :

- des accidents graves ont été décrits lors de l'utilisation prolongée d'*Elohès* : maladie de Von Willebrand acquise, atteintes hépatiques, atteintes rénales.
- contre-indiqués chez la femme enceinte en France.

43. Amines vasoactives : rappels

Effets de la stimulation des récepteurs alpha

- Au niveau sanguin : vasoconstriction et augmentation de la pression sanguine.
- Au niveau des yeux : mydriase.
- Au niveau des muscles lisses : contraction utérus, relâchement au niveau de la vessie.

Effets de la stimulation des récepteurs bêta

Bêta 1

- Au niveau du cœur : augmentation de la force de contraction et du rythme cardiaque.
- Au niveau des fibres lisses : relâchement au niveau gastro-intestinal.

Bêta 2

- Au niveau pulmonaire : relaxation des muscles lisses bronchiques.
- Au niveau musculaire : relaxation intestinale et utérine.

Les différentes amines vasoactives

On utilise aujourd'hui quatre classes d'amines vasoactives :

- l'adrénaline;
- la noradrénaline;
- la dobutamine;
- la dopamine.

44. Adrénaline

Mécanismes d'action de l'adrénaline

L'adrénaline a une action directe sur le système sympathique par stimulation des récepteurs alpha et bêta.

Son affinité est plus importante pour les récepteurs bêta 2, puis bêta 1 et enfin alpha.

Les effets principaux de l'adrénaline sont :

- une augmentation de la pression artérielle par vasoconstriction ;
- une augmentation de la fréquence cardiaque.

Indications principales de l'adrénaline

- Traitement de l'arrêt cardiaque : en cas d'asystolie.
- Traitement des états de choc.
- Traitement du choc anaphylactique.

Voies d'administration

Le plus souvent utilisée en intraveineux (IVD ou à la seringue électrique), elle peut être utilisée en sous-cutanée, ou en intratrachéale.

Effets secondaires

- Angor.
- Troubles du rythme cardiaque.

Contre-indications

- Insuffisance coronaire.
- Trouble du rythme ventriculaire.

45. Noradrénaline

Mécanismes d'action de la noradrénaline

La noradrénaline a une action très puissante sur les récepteurs alpha et plus modérée sur les récepteurs bêta 1. La noradrénaline provoque une vasoconstriction généralisée.

Indications principales de la noradrénaline

Traitement des états de choc, notamment du choc septique.

Voies d'administration

Le plus souvent utilisée en intraveineux à la seringue électrique.

Effets secondaires

- Angor.
- Troubles du rythme cardiaque.

Contre-indications

- Insuffisance coronaire.
- Trouble du rythme ventriculaire.

46. Dobutamine

Mécanismes d'action de la dobutamine

La dobutamine est un agoniste bêta-adrénergique entier avec une affinité préférentielle pour les récepteurs bêta 1. Elle présente également une faible affinité pour les récepteurs alpha.

Indication principale de la dobutamine

Traitement du choc cardiogénique.

Voies d'administration

Le plus souvent utilisée en intraveineux à la seringue électrique.

Effets secondaires

Troubles du rythme ventriculaire.

Contre-indications

Troubles du rythme ventriculaire.

47. Dopamine

Mécanismes d'action de la dopamine

La dopamine est le précurseur de la noradrénaline. Elle stimule directement les récepteurs adrénergiques alpha et bêta, mais également, et avec une plus grande affinité, des récepteurs dopaminergiques spécifiques.

La stimulation des récepteurs dopaminergiques périphériques induit principalement une vasodilatation.

L'ordre d'affinité de la dopamine pour ces récepteurs est le suivant : récepteurs dopaminergiques > bêta-adrénergiques > alpha-adrénergiques.

Indication principale de la dopamine

Traitement du choc.

Voie d'administration

Le plus souvent utilisée en intraveineux à la seringue électrique.

Effets secondaires

Troubles du rythme ventriculaire.

Contre-indication

Troubles du rythme ventriculaire.

48. Principes de sédation

Les objectifs de la sédation

La sédation peut se définir comme l'utilisation de moyens, médicamenteux ou non, visant à assurer le confort physique et psychique du patient, et à faciliter les techniques de soins. Elle est donc étroitement liée à la notion de qualité de soins.

Les objectifs de la sédation sont :

- améliorer le confort du patient en luttant contre la douleur, l'anxiété et le manque de sommeil ;
- assurer la sécurité du patient agité, ainsi que celle du personnel ;
- faciliter les soins et en garantir l'efficacité ;
- optimiser les bénéfices de la ventilation mécanique en permettant l'adaptation au respirateur ;
- faciliter les actes à visée diagnostique et thérapeutique de courte durée ;
- réduire la réponse neuroendocrinienne au stress dans les quelques situations où son effet délétère est établi de façon convaincante.

Thérapeutiques utilisées pour réaliser la sédation

Elles peuvent être médicamenteuses ou non, ou encore à visée psychiatrique.

Thérapeutiques non médicamenteuses

La prise en charge psychologique du patient et la prise en compte de son confort apparaissent fondamentales. Il s'agit d'un objectif de qualité des soins. L'organisation des soins et la formation du personnel sont déterminantes. En participant à son « bien-être », ces thérapeutiques ont à la fois un rôle curatif et préventif.

Le confort du patient et la communication atténuent l'anxiété ; assurés dès l'entrée en réanimation, ils diminuent l'angoisse.

Les soins de base contribuent au « bien-être » et préviennent l'agitation et la douleur.

Les effets bénéfiques de la lumière naturelle et de la réduction des bruits sont démontrés. Le sommeil doit être favorisé. En pédiatrie, l'effet bénéfique de la présence des parents est admis.

Thérapeutiques médicamenteuses

Les morphinomimétiques

Ils sont très utilisés pour leurs propriétés analgésiques et de dépression respiratoire recherchée pour l'adaptation au respirateur. Chez le patient ventilé, la morphine n'est plus beaucoup utilisée en raison de sa moindre maniabilité, de son retentissement hémodynamique et du risque d'accumulation. Le fentanyl est très prescrit pour sa bonne tolérance hémodynamique et l'absence d'accumulation. Le sufentanil est plus puissant, d'action et d'élimination plus rapides.

Les benzodiazépines

Leurs effets – anxiolyse, sédation, myorelaxation, amnésie – en font les molécules les plus prescrites. Le diazépam est moins utilisé en raison de sa longue demi-vie et de ses métabolites actifs responsables de retard de réveil. Le midazolam (*Hypnovel*) est devenu la benzodiazépine de référence en réanimation.

Autres produits

La kétamine a comme intérêt de permettre la conservation d'une ventilation spontanée.

Le propofol (*Diprivan*), très utilisé en anesthésie pour sa réversibilité rapide, permet un réveil plus rapide.

Les curares permettent une parfaite adaptation des patients présentant une insuffisance respiratoire sévère.

Thérapeutiques psychiatriques

L'avis psychiatrique est indispensable afin de sélectionner les produits les plus appropriés aux états anxieux (anxiolytiques, neuroleptiques, sédatifs, antidépresseurs sédatifs, etc.), aux états psychotiques (neuroleptiques incisifs), ou aux états dépressifs.

Effets secondaires

Les morphinomimétiques

La dépression respiratoire est étroitement corrélée à l'effet analgésique. Recherchée chez le malade ventilé, elle est délétère en ventilation spontanée. La tolérance hémodynamique du fentanyl et du sufentanil est bonne sauf en cas d'hypovolémie. L'administration prolongée de ces produits est responsable de troubles digestifs et de rétention d'urine.

Les benzodiazépines

Le risque d'hypotension doit être connu en cas d'hypovolémie.

Le propofol (Diprivan)

Les effets cardio-vasculaires (vasodilatation et effets dépresseurs myocardiques) contre-indiquent son emploi en cas d'hypovolémie ou d'insuffisance cardiaque. Des épisodes de bradycardie ont été décrits.

Les curares

Les compressions vasculo-nerveuses et les ulcérations de cornée sont des complications redoutables qui doivent être prévenues. La manipulation des patients curarisés doit se faire en monobloc et doit être extrêmement prudente.

Effets de la sédation

La sédation profonde et prolongée entraîne un état d'immobilisation propice à certaines complications.

Il est nécessaire de prévenir certains risques : ulcérations cornéennes, compressions nerveuses, escarres, thromboses veineuses, accidents liés aux techniques ventilatoires, stase digestive et iléus, etc.

Modalités pratiques de la sédation

États algiques

Le traitement des douleurs intenses, aiguës ou prolongées, que le patient soit ventilé ou non, fait appel aux morphinomimétiques.

Ventilation contrôlée

Lorsqu'il est jugé nécessaire de recourir à une sédation, le choix de première intention est soit une benzodiazépine (le midazolam) soit un morphinomimétique, soit l'association des deux. En cas d'inefficacité de l'association, le propofol peut être substitué au midazolam.

Modalités de surveillance

À l'heure actuelle, elle est clinique et non spécifique. Les échelles d'évaluation proposées restent peu utilisées.

Sédation : le niveau de la sédation doit être ajusté à la situation clinique afin d'éviter des sédations inefficaces, ou au contraire excessives.

Douleur : calmer la douleur est un objectif prioritaire. Rien ne permet d'assurer qu'elle est identifiée correctement et traitée de façon appropriée. L'expérience acquise suggère que l'emploi d'échelles optimise la gestion de la douleur.

Curarisation : le monitorage de la curarisation est aisé (mesure du TOF).

470065 - (IV) - (6) - OSB 100° - PMS 1235

Elsevier Masson SAS. 62, rue Camille-Desmoulins, 92442 Issy-les-Moulineaux cedex
Dépôt légal : janvier 2010

Photocomposition : SPI Publishers Services, Pondichéry, Inde

Imprimé en Chine (Hong Kong) par 1010